U0397837

上肢手功能
康复手册

Handbook of Upper Limb Function
Rehabilitation

周俊明 劳 杰 王 涛 主编

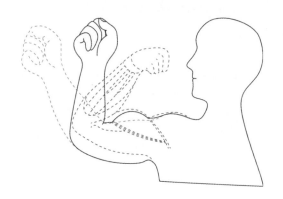

世界图书出版公司

上海·西安·北京·广州

图书在版编目(CIP)数据

上肢手功能康复手册 / 周俊明, 劳杰, 王涛主编.
—上海: 上海世界图书出版公司, 2017.3(2020.11重印)
ISBN 978-7-5192-2229-1

Ⅰ. ①上… Ⅱ. ①周… ②劳… ③王… Ⅲ. ①手-功能性疾病-康复-手册 Ⅳ. ①R658.209-62

中国版本图书馆CIP数据核字(2016)第307922号

书　　名	上肢手功能康复手册	
	Shangzhi Shou Gongneng Kangfu Shouce	
主 编 者	周俊明　劳 杰　王 涛	
责任编辑	魏丽沪	
装帧设计	徐 炜	
出版发行	上海世界图书出版公司	
地　　址	上海市广中路88号9-10楼	
邮　　编	200083	
网　　址	http://www.wpcsh.com	
经　　销	新华书店	
印　　刷	杭州宏雅印刷有限公司	
开　　本	787 mm× 1092 mm　1/32	
印　　张	9.875	
字　　数	250 千字	
版　　次	2017年3月第1版　2020年11月第2次印刷	
书　　号	ISBN 978-7-5192-2229-1/ R·407	
定　　价	100.00 元	

编委会名单

主　编

周俊明

复旦大学附属华山医院手外科康复室主任

第四届上海市康复医学会骨科康复专委会常委

香港保健协会顾问

劳　杰

复旦大学附属华山医院手外科教授

第七届中华医学会手外科学分会　主任委员

《中华手外科杂志》编辑部主任　副总编

王　涛

复旦大学附属华山医院手外科教授

《中华手外科杂志》编委

副主编

徐晓君　　高凯鸣　　孙华平　　黄锦文

编　委（按姓氏笔画为序）

王　涛　　王　涌　　田　东　　冯俊达　　汤海亮

许　育　　孙华平　　劳　杰　　张沈煜　　周俊明

黄锦文　　徐晓君　　高凯鸣　　彭　敏　　蒋　苏

韩　栋　　韩国勇　　蔡德亨

序

手术与康复的结合才是伤后肢体功能恢复的重要保证！

中国工程院院士
卫生部手功能重点实验室主任
复旦大学附属华山医院手外科主任
上海市手外科研究所所长
《中华手外科杂志》总编辑

前　言

手外科手功能康复部门主要是辅助手外科术前术后的功能恢复，是从康复领域中独立分解出来、与时俱进的机构。

上肢（手）这一器官有着特殊性，手之所以能进行精细的、强力的操作功能，主要取决于完美无缺的神经、骨骼和肌肉组合的密切配合，特别是上肢提供了长的杠杆，为手的功能服务创造了优良的条件，所以在处理上肢（手）疾病或创伤以前，必须对上肢手的解剖和功能进行彻底地了解。检查要有序，应用现代化的物理检查、肌电图、B超、X射线片、CT、MRI、各种化验，然后进行诊断，这方面的知识应予认识和重视。

本书以阐述正常手、疾病手和损伤手的诊断检查、功能和诊断为核心，尤其对上肢（手）的全面系统检查，引导从事手外科和康复专业的人员在实践中发展正确的检查方法和相应的诊断。旨在让相关从业人员运用正确的康复诊疗方法，使患肢损伤降到最低程度。

现在全国各医院康复事业正在蓬勃兴起，各医科大学及中医类院校都相继建立了康复学院和康复临床基地，为培养康复人才提供了优质的高等教育，完善了康复人才的规范化培养。愿本书成为引玉之砖，给手外科医生及康复专业人员提供参考，为日益兴旺的上肢（手）康复事业做出应有的贡献。

目　录

5

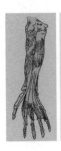

第一章
手外科病史及临床检查

在现代医学体系中，预防、保健、医疗和康复组成一个完整的整体，互相关联，临床医生对患者的康复也担负着重要的责任。康复医学是一门以功能为导向的医学，不仅是对损伤或疾病的治疗方法，而且也是应用医学和工程技术，研究有关功能障碍的预防、评定和处理的一门医学学科。自第二次世界大战以来，为了对伤员进行康复，这门学科越来越受到医学界的重视，并在物理医学的基础上逐渐发展形成起来，成为医学科学中不可缺少的一门重要学科。美国医学家、康复医学奠基人W.A.Rusk指出"如果还没有训练患者利用其剩余的功能很好地生活和工作，那么，就意味着医疗工作并没有结束"。一个好的临床医生不仅要治病救人，还要为患者的功能负责。康复医疗与临床医疗应同时进行，只是在不同临床阶段中两者的重点不同而已。尽管手术做得很成功，其中绝大部分患者还必须进行积极的康复训练，才能取得理想的功能效果，手康复医学就是重视术前术后的康复工作，是伤残的手功能障碍减少至最低最轻的程度，各种手外伤均应进行手功能康复治疗，康复治疗在手外科中具有重要的意义。

一、手外科病史

病历就是患者的病史,临床及其他检查包括X射线,各种化验结果,B超、CT、MRI、肌电图、评估等现代化仪器,诊断和治疗以及病程的记录,也是患者复诊和继续治疗的病史资料,同时病历也是小结临床经验,进行医学研究、临床总结的档案,它要求详细准确精练通畅地记录,包括患者的姓名、年龄、首诊日期、主诉、症状和体征、诊断及处理,按照卫生系统规范化格式的要求,记录在案。病史的质量,反映了医疗质量,也反映了医疗环境作风,每个医务人员都要重视。

二、手外科临床检查概论

1. 一般资料及临床意义

姓名、性别、年龄、籍贯、住址(常住、暂住)、电话。

(1)年龄　不可笼统写为成人或儿童,年龄对诊断治疗有着重要意义,如退行性关节炎一般在50岁以后的中老年女性,又如产瘫,在出生后即可发现先天性上肢功能不全。

(2)职业及工种　应当记录具体的职业,如长期办公室人员,经常对着电脑,往往会造成颈肩手综合征和肌筋膜炎等。又如常抱小孩和长期手工操作者,易造成屈指肌腱狭窄性腱鞘炎。

(3)籍贯和常住地区　有些疾病的发生与地区寒凉潮湿有关联。如我国的东北地区往往会造成大关节病变和类风湿关节炎等。

(4)地址　常住地址和暂住地址都要详细记录,以便病情随访和对病情跟踪,有着重要意义。

2.手外科病史

在检查上肢(手)功能前,病史尽量由患者按时间叙述,医务人员首先获得的是详细的现病史,如患者的年龄、职业,哪只有利手,过去手部有无损伤或外伤或积累性劳损,上肢(手)有无麻木,有无功能障碍,有无肿块,如有疼痛,请描述疼痛部位、性质,以及包括患者的精神状况和思想情绪,掌握患者心态。

(1)特别对创伤病例应包括下列特殊检查　何时何地何原因发生损伤?在工作时间、家里、社会,利器、挤压,有无污染,失血情况,上肢(手)部功能状况,活动状况。受伤时手腕的姿势如何,做过哪些包扎和处理。

(2)特别要明确主诉,来院求诊的伤病的症状　手外科患者的主诉,基本分为:① 上肢(手)畸形、挛缩、萎缩、肿物等。② 功能受限,有无神经损伤、韧带肌腱损伤、有无关节脱位、有无骨折或骨肿瘤。③ 麻木,麻木程度、夜间麻木状况,麻木区域。④ 疼痛状况,一般疼痛,或灼性神经痛,能忍否,疼痛性质,发生和持续时间,药物是否缓解。⑤ 肿胀,有无红肿热痛,波动感,有无发炎化脓状况,有无累及手部功能,有无软组织肿瘤等。

三、上肢各个部位的检查

1.颈部检查

颈部疾病常包括肩胛部、上肢痛(放射痛)麻木,双上肢都有症状时,更应该考虑到颈部的问题。颈部检查包括以下几方面。

检查颈椎有无后凸畸形,侧弯,棘突、棘间、棘旁有无压痛点。肩胛位置有无异常,两肩是否同一水平,有无颈部肌肉紧张、痉挛。颈椎活动范围包括前屈，后伸，侧弯，侧屈，旋转。

2. 肩关节检查

肩部与颈部相连，往往有病变可以互相影响，检查时要同时注意到，有时候左肩痛要排除心脏疾病，右肩疼痛要考虑到胆囊方面疾病，还要想到肺部疾患，检查时两肩要对照，尽量暴露，检查有无肩关节活动受限，疼痛，肿胀，肌肉有无萎缩。特别注意肩三角肌的瘫痪，常出现半脱位现象，也要注意局部皮肤温度，有无肿胀，如有肿块，检查与周围组织有无关系。肩关节活动范围主要包括前屈，后伸，上举，外展，内收，外旋，内旋。

3. 肘关节检查

观察肘部外形有无改变，正常的肘关节伸直时肱骨内上髁、外上髁和鹰嘴在一条线上，肘关节屈曲时，这三点成一等腰三角形。

如肘关节脱位，此解剖位置可以改变。肘部慢性劳损常常会在肱骨内外髁处有压痛点，外上髁为伸肌总腱起点，此处疼痛时往往有网球肘症状，内上髁为屈肌总腱起点，劳损时局部有明显压痛，尺神经损伤时可以在肱骨内上髁后面的尺神经沟移位，除有感觉和运动功能障碍外，还可以触及神经滑动。肘关节活动范围主要是屈、伸。检查前臂旋前旋后动作时，先将肘部屈曲90°。前臂骨折后和神经损伤时，常常会影响到旋转活动。

4. 腕部及手的检查

正常腕部背伸和掌屈可以达到50°左右，还有向桡侧和尺侧偏斜动作，一般可达到30°左右。腕部出现骨折或脱位可以使腕部活动受限，韧带和筋膜劳损也可以限制活动。腕骨损伤多见于桡骨远端骨折，腕舟骨骨折，月骨脱位，腕三角纤维软骨盘损伤，腕管综合征等。腕管综合征常出现腕部及手掌桡侧3指半麻木,常伴夜间麻醒史。

手是工作、学习、生活的重要器官,检查手部要求对手的解剖有一定的熟悉。手部的功能与解剖的完整有密切的关系,一般的损伤在手部即可造成功能障碍。手的皮肤掌面和背面完全不同,手掌面皮肤较厚,皮肤下面有纤维组织和深筋膜相连,缺乏弹性和活动性,然而手背皮肤薄而松,活动性大,适合手指的各种功能的完成。手部淋巴管位于手背软组织内,当手部炎症或外伤时,肿胀一般在手背明显,手的功能位即握杯状,拇指的外展和对掌屈曲位,腕背伸较多约30°,其余4指呈半屈位状态。

5. 上肢(手)检查小结

颈、肩、肘、腕、手在解剖生理和病理上有着密切的关系,如胸廓出口综合征常出现颈背部不适至上肢手麻木肌肉萎缩症状,也有颈椎的神经压迫引起上肢相关神经分布区域的运动感觉功能障碍,所以检查时常常需要全面考虑。

5

四、手功能康复医学的示意图

见图1-1,图1-2。

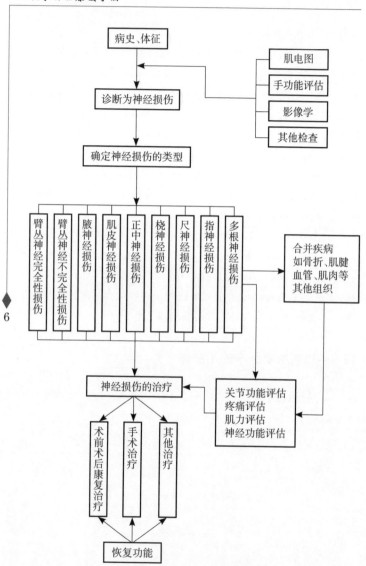

图1-1　手外科临床示意图

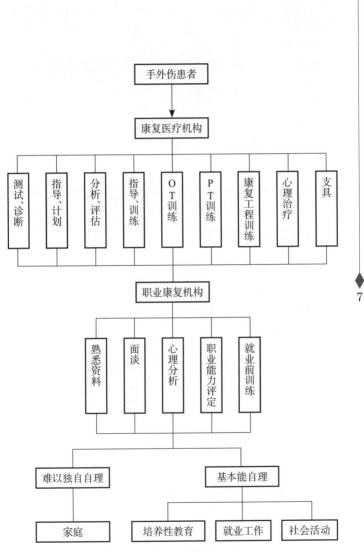

图1-2 上肢(手)功能康复示意图

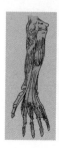

第二章
与手外科有关的神经肌肉系统检查

一、上肢(手)功能解剖

(一)上肢(手)神经的组成

上肢神经是由臂丛组成(图2-1)。

臂丛,由C5～C8神经前支和T1神经前支的大部组成。

$$上肢的主要神经 \begin{cases} 腋神经 \\ 肌皮神经 \\ 正中神经 \\ 尺神经 \\ 桡神经 \end{cases}$$

臂丛神经循行方向:于锁骨下动脉的后上方,经锁骨之后进入腋窝,在腋窝中围绕腋动脉形成内侧束、外侧束和后束。

臂丛神经的主要分支如下。

1. 尺神经

发自臂丛内侧束,包括有C7～C8及T1神经的纤维。沿肱二头肌内侧沟,随肱动脉下行,至臂中部离开肱动脉转向后,经

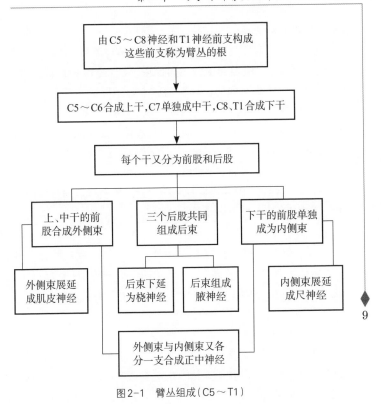

图2-1　臂丛组成（C5～T1）

肱骨内上髁后方的尺神经沟进入到前臂。在前臂尺侧腕屈肌深面随尺动脉下行至手掌。

尺神经的分支有：①肌支：支配前臂尺侧腕屈肌全肌和指深屈肌的尺侧半，以及手肌内侧大部。②皮支：在手的掌面分布于手掌尺侧1/3区及尺侧1个半手指的皮肤；在手的背面，分布到手背尺侧1/2区及尺侧2个半手指的皮肤（第3、第4两指毗邻侧只分布于近节）。

体表投影：尺神经自肱动脉始端搏动点至肱骨内上髁后方，再由此至腕骨外侧缘。

2. 正中神经

以两个根起于臂丛，外侧根起于臂丛外侧束，含 C5 ～ C7 神经的纤维；内侧根起于臂丛内侧束，含 C8、T1 神经的纤维。在臂部沿肱二头肌内侧沟随肱动脉下降至肘窝。从肘窝向下走在前臂中线上，位于指浅、指深屈肌之间达手掌。

正中神经的分支有：① 肌支：至尺神经支配肌以外的前臂肌前群和手肌。② 皮支：分布于手掌桡侧 2/3 区和桡侧 3 个半指掌面的皮肤，以及这 3 个半指背面末节的皮肤。

体表投影：正中神经自肱动脉的始端搏动点至肘部髁间线中点稍内侧，再由此至腕掌侧横纹中点。

3. 腋神经

发自臂丛后束，包含 C5 ～ C6 神经的纤维。绕过肱骨外科颈后侧，主要分支到三角肌，在三角肌深面分为前（上）后（下）支，前支供应三角肌，还发数个皮支分布于三角肌表面的皮肤。后支分布于小圆肌和三角肌后部。

4. 肌皮神经

发自外侧束，包含 C5 ～ C7 神经纤维，前置型臂丛神经有 C4 纤维参加。此神经初位于臂丛的外侧，穿过喙肱肌，在肱二头肌和肱肌之间向下外侧走行，至臂外侧，肘关节上方，肱二头肌腱外侧穿出深筋膜，延续为前臂外侧皮神经。此神经主要支配肱二头肌。

5. 桡神经

发自臂丛后束，含 C5 ～ C8 和 T1 神经的纤维。它是臂丛最大的分支，在肱三头肌深面紧贴肱骨体中部后面沿桡神经沟向下外行，到肱骨外上髁前方分为浅、深支。桡神经在上臂支配肱三头肌。

桡神经的分支有：① 浅支：为皮支，与桡动脉伴行，至前臂下 1/3 处转向手背，分布于手背桡侧半和桡侧两个半指近节背面的皮肤。② 深支：为肌支，又称骨间后神经，穿至前臂背侧，分支支配前臂所有的伸肌群。

（二）上肢（手）运动系的组成及基本功能

上肢运动系包括：关节 $\begin{cases} 骨 \\ 骨骼肌 \end{cases}$

以上三部分在神经系的支配下对上肢起着运动、支持，精细动作和保护作用。

每块骨都有一定的形态、结构和血管神经的供应，能不断进行新陈代谢，并且有修复和改建的能力。患者经常进行康复锻炼可促进骨骼的良好保护，可防止长期废用出现的肌肉萎缩。

（三）上肢（手）肌肉运动学

根据肌组织构造和功能的不同（图2-2～8），可将人体的肌分为平滑肌、心肌和骨骼肌三种。平滑肌主要构成内脏和血管的壁；心肌则构成心壁；骨骼肌分布于头、颈、躯干和四肢，通常附着于骨。本节主要叙述骨骼肌。

骨骼肌又称随意肌，人体中骨骼肌占数量多，分布广，大约占人体的总量40%，人体里含60%～75%水分，20%蛋白，5%其他成分（包括脂肪、碳水化合物、无机盐等）。每块肌肉的大小都是有一定的形态、结构、位置和辅助装置，有丰富的血管，淋巴管分布和受一定的神经支配（骨骼肌系→运动神经支配）。每块骨骼肌都由肌腹和肌腱两部分组成。肌腹主要由肌纤维组成，色红、柔软而有收缩能力；肌腱主要有腱纤维构成，色白、强韧而无收缩能力，位于肌腹的两端。

肌肉的辅助装置为筋膜、滑膜囊和腱鞘等，主要有保护和辅助肌肉的活动作用。

运动神经元支配肌肉收缩时可产生生物电，通常由脑部刺激运动神经，使其不自觉地活动可转换及表达不同的表情。当肌肉受到神经刺激更产生欲动而收缩（如肌电图可直接刺激某组肌肉，检查神经状况的反应）。

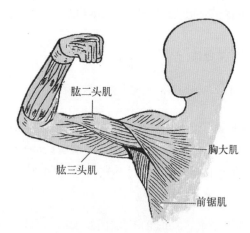

图2-2　上肢各主要肌肉

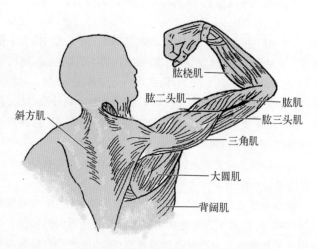

图2-3　上肢各主要肌肉

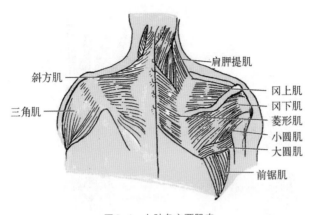

图2-4　上肢各主要肌肉

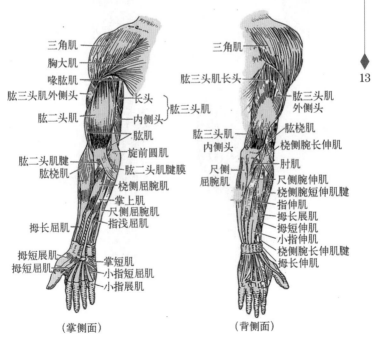

（掌侧面）　　　　　　　　（背侧面）

图2-5　上肢各主要肌肉

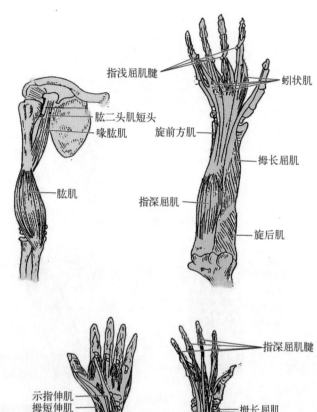

指浅屈肌腱

肱二头肌短头
喙肱肌

肱肌

蚓状肌

旋前方肌

拇长屈肌

指深屈肌

旋后肌

示指伸肌
拇短伸肌
尺侧腕伸肌腱
拇长伸肌
拇长展肌
桡侧腕短伸肌
桡侧腕长伸肌
肱桡肌

指深屈肌腱

拇长屈肌

指浅屈肌

旋前圆肌

图2-6　上肢各主要肌肉

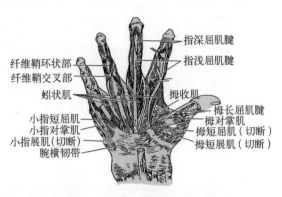

纤维鞘环状部
纤维鞘交叉部
蚓状肌
小指短屈肌
小指对掌肌
小指展肌（切断）
腕横韧带

指深屈肌腱
指浅屈肌腱
拇收肌
拇长屈肌腱
拇对掌肌
拇短屈肌（切断）
拇短展肌（切断）

图2-7　手肌局部解剖前面（掌侧）

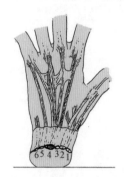

1. 拇短伸肌腱及拇长展肌腱
2. 桡侧伸腕长短肌腱
3. 拇长伸肌腱
4. 指总伸肌腱
5. 小指固定有伸肌腱
6. 尺侧伸腕肌腱

图2-8　伸肌腱在腕部的排列

15

肌肉的作用和起止

　　肌肉在收缩时一骨的位置相对固定，另一骨的位置相对移动。肌肉一般都以两端附着于骨中间跨过一个或几个关节，肌肉在固定骨的附着点，称为起点，在移动骨的附着点，称为止点，（起点和止点都是相对的）。

　　肌肉的能量供应是靠血液（如三磷酸腺、磷酸糖、氢气、脂质等），作用是氧化葡萄糖，肌肉在剧烈运动时需要大量的能量才能发挥，将血液中的有效成分转化为能量，将某些物质转化为废物通过静脉和淋巴回流排泄。

（四）上肢（手）肌肉起点、止点、作用、神经支配列表

见表2-1

表2-1 上肢（手）肌肉起点、止点、作用、神经支配列表

肌	肉	起 点	止 点	作 用	神经支配及节段
肩带肌	三角肌	锁骨外侧1/3、肩峰、肩胛冈	肱骨中部三角肌粗隆	臂外展	腋神经（C5～C6）
	大圆肌	肩胛骨下角的背面	肱骨上端前面	臂内收、内旋、后伸	肩胛下神经（C5～C6）
上臂肌	前群	肱二头肌	长头：肩胛骨关节盂上方 短头：喙突	桡骨粗隆	屈肘、前臂旋后	肌皮神经（C5～C7）
		喙肱肌	肩胛骨喙突	肱骨中部的内面	臂内收和屈臂	肌皮神经（C5～C7）
		肱肌	肱骨下半部的前面	尺骨粗隆	屈肘	肌皮神经（C5～C7）
	后群	肱三头肌	长头：关节盂下方 内侧头：肱骨内侧面桡神经沟以下 外侧头：肱骨后面桡神经沟以上	尺骨鹰嘴	伸肘伸臂	桡神经（C6～C8）

（续表）

肌 肉			起 点	止 点	作 用	神经支配及节段
前臂肌 前群	浅层 第一层	肱桡肌	肱骨外上髁	桡骨茎突	屈前臂	桡神经（C5～C6）
		旋前圆肌	肱骨内上髁	桡骨外侧面中部	屈前臂并旋前	正中神经（C6～C7）
		桡侧腕屈肌	肱骨内上髁	第一掌骨底前面	屈腕、手外展	正中神经（C6～C8）
		掌长肌	肱骨内上髁	掌腱膜	屈腕	正中神经（C8～T1）
		尺侧腕屈肌	肱骨内上髁	豌豆骨	屈腕、手内收	尺神经（C7～T1）
	中深层 第二层	指浅屈肌	肱骨内上髁	以四腱止于第2～5指第2节指骨底	屈第2～5指中节指骨、屈掌指关节、屈腕	正中神经（C7～T1）
	深层 第三层	拇长屈肌	桡骨及骨间膜	拇指末节指骨底	屈拇指	正中神经（C7～T1）
		指深屈肌	尺骨及骨间膜	以四腱止于第2～5指末节指骨底	屈第2～5指各节指骨、屈掌指关节、屈腕	正中神经（C7～T1） 尺神经（C7～T1）

（续表）

肌	肉		起　点	止　点	作　用	神经支配及节段
前群	深层第四层	旋前方肌	尺骨远侧端掌面	桡骨远侧端掌面	前臂旋前	正中神经（C8～T1）
后群	浅层	桡侧腕长伸肌	肱骨外上髁	第二掌骨底背面	伸腕、手外展	桡神经（C6～C7）
		桡侧腕短伸肌		第三掌骨底背面	伸腕	桡神经（C7）
		指总伸肌		以四腱止于第2～5指第2、第3节指背底	伸腕、伸指	桡神经（C6～C8）
		小指固有伸肌		小指指背腱膜	伸小指	桡神经（C7～C8）
		尺侧腕伸肌		第五掌骨底	伸腕、手内收	桡神经（C7～C8）
	深层	拇长展肌	桡、尺骨背面	第一掌骨底	外展拇指	桡神经（C7～C8）
		拇短伸肌		拇指第1节指背底	伸拇指第1节	桡神经（C8～T1）
		拇长伸肌		拇指末节指背底	伸拇指	桡神经（C7～C8）

18

（续表）

肌		肌肉	起点	止点	作用	神经支配及节段
手肌	外侧群	大鱼际肌（4块）1 2 3 4			外展、内收、屈拇指、掌拇指对掌	大部分是正中神经支配，其中有一块半是尺神经支配
	中间群	蚓状肌	起自指深屈肌腱桡侧缘	第2~5指第1节指骨背面及指总伸肌腱	屈掌指关节伸各指指关节	正中神经（C8~T1）　尺神经（C8~T1）
		骨间掌侧肌 3块	第二掌骨尺侧、第四、第五掌骨桡侧	第2、第4、第5指第1节指骨底及指背腱膜	使第2、第4、第5指向中指靠拢	尺神经（C8~T1）
		骨间背侧肌 4块	掌骨间隙两侧	第2~4指第1节指骨底及指背腱膜	使第2、第4指离开中指	尺神经（C8~T1）
	内侧群	小鱼际肌（3块）			外展小指、屈小指、小指对掌	尺神经（C8~T1）

(五)上肢(手)运动功能列表

见表2-2

表2-2 上肢(手)运动功能列表

神经丛	神　经	脊椎节段	肌　肉	功　能
颈丛	颈神经	C1～C4	颈深肌 胸锁乳突肌与斜方肌亦参加	屈颈 转颈 伸颈
	膈神经	C3～C4	斜角肌	升举上部胸廓
			膈肌	吸气
臂丛	胸前神经(来自内侧束和外侧束)	C3～T1	胸大肌与胸小肌	臂由后向前内收
	胸长神经	C3～C7	前锯肌	肩胛前推
	肩胛背神经	C3～C4	提肩胛肌	升举肩胛
		C4～C5	菱形肌	肩胛内收与上举
	肩胛上神经	C5	冈上肌	臂外展
		C5～C6	冈下肌	臂外旋
	肩胛下神经(来自后束)	C5～C8	背阔肌与大圆肌	臂内旋
			肩胛下肌	臂由前向后内收
	腋神经(来自后束)	C5～C6	三角肌	臂外展
		C5	小圆肌	臂外旋
	肌皮神经(来自外侧束)	C5～C7	肱二头肌	屈前臂
				前臂旋后
		C5～C7	喙肱肌	臂内收
				屈前臂
		C5～C7	肱肌	屈前臂

（续表）

神经丛	神 经	脊椎节段	肌 肉	功 能
臂 丛	尺神经 （来自内侧束）	C7～T1	尺侧腕屈肌	手尺侧屈
		C8～T1	指深屈肌 （尺侧部分）	屈末节指（环指、小指）屈手
	尺神经 （来自内侧束）	C8～T1	拇收肌	拇内收
			小指展肌	小指外展
			小指对掌肌	小指对掌
			小指短屈肌	屈小指
			蚓状肌与骨间肌	屈掌指关节、伸指间关节、内收外展各指
	正中神经 （C4～C7 之外侧束、 C8～T1之内 侧束）	C6～C7	旋前圆肌	前臂旋前
		C6～C8	桡侧屈腕肌	手桡侧屈
		C7～T1	掌长肌	屈手
			指浅屈肌	屈中节指（示指、中指、环指、小指）屈手
		C6～C7	拇长屈肌	屈拇指末节
		C7～T1	指深屈肌（桡侧）	屈末节指（示指、中指）
		C6～C7	拇短展肌	拇指外展
			拇短屈肌	屈拇掌指关节
			拇对掌肌	拇对掌
	尺神经（桡侧 二指正中神经）	C8～T1	蚓状肌	屈掌指关节、伸远侧指间关节（示指、中指、环指、小指）

21

（续表）

神经丛	神 经	脊椎节段	肌 肉	功 能
臂 丛	桡神经（来自 后束）	C3～C8	肱三头肌与肘后肌	伸前臂
		C5～C6	肱桡肌	屈前臂
		C5～C7	桡侧伸腕肌	手桡侧伸
		C6～C8	指总伸肌	伸指（示指、中指、环指、小指）
				伸手
			小指固有伸肌	伸小指
				伸手
			尺侧腕伸肌	手尺侧伸
		C5～C7	旋后肌	前臂旋后
		C6～C7	拇长展肌	拇指外展
				手桡侧伸
		C8～T1	拇短伸肌	伸拇指第1节
		C7～C8	拇长伸肌	伸拇指
		C6～C8	示指固有伸肌	伸示指
				伸手

（六）血液循环

循环系统的基本功能：① 运输，将营养物质及氧气输送到身体各组织、器官和细胞，维持身体的平衡与新陈代谢。② 在循环过程中有防御机能——抗感染，维持人体生理活动正常进行。

运输等功能都是经过由循环系统的动脉、静脉以及微血管构成的运输网络所完成的，在循环过程中，除了肺动脉及部分分支外，所有的动脉都会将带氧的血液带离心脏或者担任"分选者"的任务，将血液输送到微血管中。静脉把去氧的血液从微血管带到心脏（静脉是回流血液）。心脏的作用就像一部抽水机的泵，维持血管系统中的血液流通，供身体的需要。整个循环系统负责维持微血管所需全部血液供应。身体微循环的网络需求增加时，可通过推拿手法的刺激和其他疗法，使血流量增加。就功能而言，微血管是最主要的血管。经由微血管与"组织液"的交换，促进了局部营养血循环，对神经细胞有足够的养料，活跃神经细胞，促进神经细胞再生等都有帮助。在慢性缺血中可引起肌肉萎缩，和皮下组织萎缩，毛发脱落，指甲增厚和形态异常，皮肤干裂疼痛等症状。所以在治疗时要全面考虑血供状况。

（七）淋巴系统的基本功能与临床应用

淋巴系是循环系的一个组成部分，为体液回流的辅助装置。

人体某一部位发生病变时，毒素、微生物、癌细胞等可通过淋巴管道蔓延或转移到相应的淋巴结群，亦可使某些部位的淋巴循环途径受阻，可以产生局部淋巴水肿。我们了解淋巴管道和淋巴结群的分布规律的流向，对于临床诊断和治疗有着实际意义。随着显微外科技术的进展，如应用淋巴管与静脉吻合治疗各种阻塞性淋巴水肿的成功，为我们在康复物理治疗中应用淋巴系统对各种损伤引起的肢体水肿打下了基础。

1. 淋巴系统循环系的组成部分

淋巴管道（含有流动的液体称为淋巴）。

淋巴器官（淋巴结群、胸腺、扁桃体、脾）。

淋巴组织（含有大量的淋巴细胞的网状结缔组织）。

主要作用：产生淋巴细胞、滤过淋巴和参加免疫反应，防卫功能。

2. 分布

上肢浅淋巴管较多，伴随浅静脉行于皮下，深淋巴管与上肢深部血管伴行。上肢的浅、深淋巴管均直接或间接地进入腋淋巴管道。在上肢有效选择淋巴管通道对回流、消肿、排毒等均有一定的用途。

二、上肢（手）感觉的检查

检查患者要在安静的室内进行。在寒凉季节，测量感觉之前，要等患者温暖 20 min，因为肢体冷时动作不灵活，知觉不敏感。

检查触觉，用小棉签在皮肤上轻划，失去触觉的区域用实线标明。

检查痛觉，用锐针或感觉检查专用工具等，无痛觉区域用虚线标明。检查要系统地进行，自上而下，从一侧到另一侧，从失去知觉区开始移向正常区，若有过敏区就要从正常区开始。

检查冷、温觉，用小瓶分盛水温10℃及45℃的水进行测试。

深压觉、关节位置、振动觉（用音叉试验）等感觉也要记录。刺激的间隔要稍长些，使患者能辨别每个刺激做出正确的回答。

目前，手外科康复临床上常用的两个测试方法如下。

（1）Semmes-Weinstein Monofilaments　轻触觉－深压觉的测试，测试是否存在保护性知觉，将感觉障碍客观的分为五级，包括正常、轻触觉减退、保护性感觉减退、保护性感觉消失、感觉完全丧失。一般是在手部3大神经的固有感觉支配区测定，正常神经为示指末节指腹，尺神经为小指末节指腹，桡神经为虎口区域。

（2）两点辨别觉　当轻触觉恢复至3级或3级以上时，即在神经损伤修复后的随诊中，我们可以运用两点辨别觉的检查，它是检查某根神经损伤修复后的恢复情况，适用于神经卡压、神经修复后期、指腹植皮或皮瓣移植后的感觉评定。

三、上肢（手）肌力的检查

按照动作，肌肉的作用可分为：① 原动肌；② 协同肌；③ 拮抗肌；④ 固定肌。如屈肘的动作，肱肌和肱二头肌是原动肌；前臂的肱桡肌、桡侧腕屈肌、旋前圆肌等协助屈肘，为协同肌；肱三头肌是拮抗肌；还有一些肌起着固定附近一些关节的作用，以防原动肌产生不必要的动作，例如屈肘时使肩胛骨固定于脊柱的斜方肌、菱形肌等，这些肌称为固定肌。

测定肌力应列表记录。下列评级标准是目前广泛应用的。

0	肌力完全消失，无收缩。
1	肌肉能收缩，但不能使关节活动。
2	肌肉能收缩，关节有些活动，但不能对抗肢体重力。
3	能对抗肢体重力，但不能对抗阻力。
4	能对抗阻力使关节活动，但力量较弱。
5	肌力正常。

肌肉损伤时或在肌力恢复时期，肌肉收缩可能不明显，医生要细心地观察，要用手触摸，触感肌肉的活动。测定肌力，要按正确方法进行，避免其他肌肉的协同作用，因而得不出正确的判断。所以要将上肢相关神经损伤的主要肌肉逐一检查，必要时与健侧对照。检查时，要注意肌张力，有无不随意震颤或挛缩。

1. 斜方肌（图2-9）

起止点：起自枕骨结节外侧，项韧带和全部胸椎棘突，止于肩胛冈、肩峰和锁骨肩峰部。

作用：全部肌肉收缩时使肩胛靠近脊柱，上部收缩时提肩，下部收缩使肩下降。

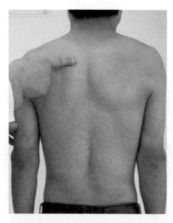

图2-9　斜方肌

神经支配：副神经外侧支（C3，C4）。

肌力测定试验：

（1）嘱患者抗阻力地耸起两肩时，可看见也可触到该肌的上部。

（2）患者抗阻力地向后内收两肩，可看见也可触到该肌的下半。

正常时斜方肌上部收缩使肩胛上举，其下角转向外侧。副神经受损伤或肌肉麻痹时肩下垂，肩胛骨转向内侧。斜方肌下部收缩，肩稍下移而且肩胛骨靠近脊柱，该肌损害时，肩胛骨稍上提且离开脊柱。

2. 菱形肌（图2-10）

起止点：起于第C6、C7和T1～T4棘突，止于肩胛骨的脊柱缘。上部名小菱形肌，下部名大菱形肌。

作用：使肩胛骨靠近脊柱

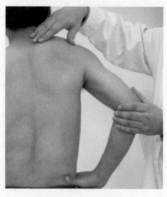

图2-10　菱形肌

并稍上提。

神经支配：肩胛背神经（C4、C5）。

肌力测定试验：嘱患者用力向后内收一侧肩胛骨，能触到该肌收缩及肩胛骨缘上提。

3. 前锯肌（图2-11）

起止点：此肌以九个齿牙起自第一至第九肋骨的前侧面，止于肩胛骨前面的脊柱缘，特别是下角。

作用：在斜方肌及菱形肌参加下，前锯肌全部收缩时使肩胛骨靠近胸壁。此肌的下部与斜方肌上部协同循矢状轴旋肩胛骨，帮助手臂举至水平以上。

神经支配：胸长神经（C5、C6、C7）。

肌力测定试验：嘱患者用力推一不动的物体，如斜方肌健全有力，正常的前锯肌应能使肩胛骨内缘紧贴胸壁。该肌麻痹时，肩胛骨下角离开胸壁，表现"翼状肩"畸形，上肢向前抬至水平位时，更为明显。举手高于水平位也有困难。

27

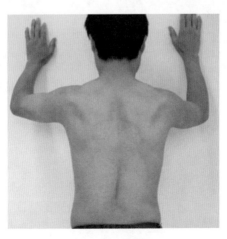

图2-11　前锯肌

4. 胸大肌（图2-12）

起止点：

（1）锁骨部分起于锁骨前面内侧半。

（2）胸骨肋骨部分起于上6个肋的肋软骨及其胸骨的连接部分。止于肱骨大结节嵴。

作用：使上臂内收内旋。

神经支配：胸前外侧神经及胸前内侧神经（C5、C6、C7、C8，T1）。

肌力测定试验：

（1）锁骨部分　嘱患者向前举起上臂高过肩部，同时抗阻力地内收，可看见也可触到该部肌肉。

（2）胸骨肋骨部分　嘱患者略举上臂，同时抗阻力地内收，可看见也可触到该部肌肉。

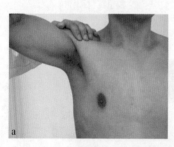
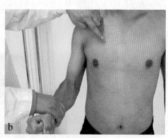

图2-12　胸大肌
a. 锁骨部；b. 胸肋部

5. 冈上肌（图2-13）

起止点：起于肩胛骨的冈上窝，走行于肩峰突根部稍上方，与关节囊相连，止于肱骨大结节的上1/3。

作用：使肩外展到15°。将肱骨头稳定于肩盂上，使三角肌充分发挥外展肌的力量。

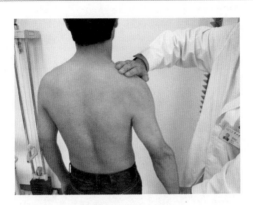

图2-13 冈上肌

神经支配：肩胛上神经（C5）。

肌力测定试验：嘱患者抗阻地外展上臂，可在冈上窝触到该肌收缩。

6. 冈下肌（图2-14）

起止点：起于冈下窝，止于肱骨大结节。

作用：肩外旋。

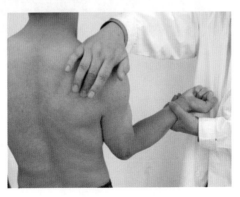

图2-14 冈下肌

神经支配：肩胛上神经（C5、C6）。

肌力测定试验：嘱患者屈肘至90°，放在体旁，然后抗阻力地将前臂旋向后（即外旋肩关节），可在冈下窝部触到该肌收缩。

7. 背阔肌（图2-15）

起止点：起于T7～T12椎棘突、腰椎、骶椎、腰背筋膜的后叶、髂嵴，并由外侧起于下四个肋骨，止于肱骨小结节嵴。

作用：内收、后伸及内旋上臂。

神经支配：胸背神经（C6、C7、C8）。

肌力测定试验：

（1）嘱患者外展上臂到与肩平，然后抗阻力地内收，在腋窝后部可看见也可触到该肌收缩。

（2）嘱患者咳嗽，可于肩胛骨下角处触到该肌收缩。

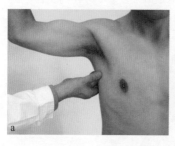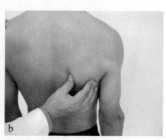

图2-15 背阔肌
a. 侧面；b. 背面

8. 肱二头肌（图2-16）

起止点：长头以长腱起于肩胛骨的盂上粗隆，越过肩关节走在肱骨结节间沟中；短头起于肩胛骨喙突。止点是桡骨粗隆，此腱并分出腱叶与前臂筋膜相融合。

作用：使肘关节屈曲，前臂旋后。

神经支配：肌皮神经（C5、C6）。

肌力测定试验：嘱患者将前臂旋后，抗阻力地屈肘，可看见也可触到该肌。

9. 三角肌（图2-17）

起止点：起自锁骨外侧1/3，肩峰端及肩胛冈下缘。止于肱骨中部三角肌粗隆。

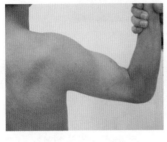

图2-16　肱二头肌

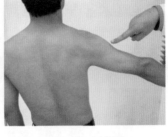

图2-17　三角肌

作用：前部收缩时提臂向前，中部收缩使臂外展至水平位，后部收缩时引臂向后。

神经支配：腋神经（C5、C6）。

肌力测定试验：嘱患者抗阻力地保持肩关节外展。此时上臂与躯干所成之角度必须大于15°而小于90°，可看见也可触到该肌。

10. 肱三头肌（图2-18）

起止点：长头起自肩胛骨盂下粗隆；内侧头起自肱骨后面桡神经沟以下，内侧和外侧肌间隔；外侧头起自肱骨后面桡神经沟以上和臂外侧肌间隔。止于尺骨鹰嘴。

作用：伸前臂。

神经支配：桡神经（C7、C8）。

肌力测定试验：检查者将患者上臂托住，这样就消除了前臂重力的影响。然后嘱患者抗阻力地伸直臂，可看见也可触到

31

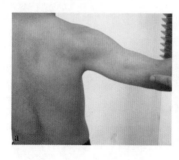
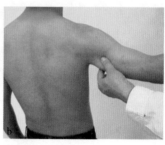

图 2-18 肱三头肌
a. 全肌；b. 长头

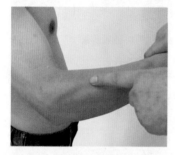

图 2-19 肱桡肌

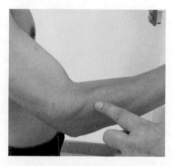

图 2-20 桡侧腕长伸肌

该肌的全肌及长头。

11. 肱桡肌（图 2-19）

起止点：起于肱骨下 1/3 外缘和外侧肌间隔，止于桡骨茎突稍上方。

作用：屈前臂并旋前。

神经支配：桡神经（C5、C6）。

肌力测定试验：前臂在旋前旋后中立位，嘱患者抗阻力地屈前臂，可看见也可触到该肌。

12. 桡侧腕长伸肌（图 2-20）

起止点：起于肱骨下 1/3 外缘，外侧肌间隔和外髁，以长腱止于第二掌骨基底背侧。

作用：伸腕及手外展。

神经支配：桡神经（C6、C7）。

肌力测定试验：嘱患者伸直手指，抗阻力地向桡侧伸腕，

32

可触到该肌。

13. 旋后肌（图2-21）

起止点：起自肱骨外髁和尺骨旋后肌嵴，止于桡骨上1/3的后外侧及前方。

作用：使前臂旋后。

神经支配：桡神经（C5、C6）。

肌力测定试验：嘱患者伸直前臂，并抗阻力地旋后。

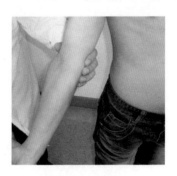

图2-21 旋后肌

14. 指总伸肌（图2-22）

起止点：起自肱骨外上髁及前臂筋膜，止于第2指至第5指的第1节指骨背侧及指背腱膜。

作用：伸指并伸腕。

神经支配：桡神经（C7、C8）。

肌力测定试验：嘱患者抗阻力地伸直其掌指关节时，可触到该肌，有时也可看见。

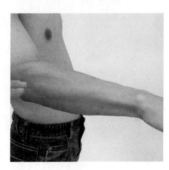

图2-22 指总伸肌

15. 尺侧腕伸肌（图2-23）

起止点：起自肱骨外上髁及尺骨后缘，止于第五掌骨基底背侧。

作用：伸腕和手内收。

神经支配：桡神经（C7、C8）。

肌力测定试验：嘱患者抗阻力地向尺侧伸腕，可触到收缩的肌腹及肌腱，有时也可看见。

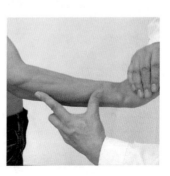

图2-23 尺侧腕伸肌

33

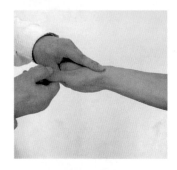

图2-24 拇长展肌

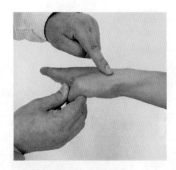

图2-25 拇短伸肌

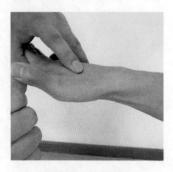

图2-26 拇长伸肌

34

16. **拇长展肌**（图2-24）

起止点：起自尺、桡骨和前臂骨间膜中部背侧，止于第一掌骨基底。

作用：外展拇指。

神经支配：桡神经（C7、C8）。

肌力测定试验：嘱患者将拇指用力向垂直于手掌平面的方向外展，可看见也可触到该肌腱。

17. **拇短伸肌**（图2-25）

起止点：起自桡骨中部背面及骨间膜，止于拇指第1节指骨基底背侧。

作用：伸直拇指第1节和外展拇指。

神经支配：桡神经（C7、C8）。

肌力测定试验：嘱患者抵抗检查者屈曲其拇指的掌指关节时，可触到紧张的肌腱。

18. **拇长伸肌**（图2-26）

起止点：起自尺骨中部背面及骨间膜，止于拇指末节指骨基底背侧。

作用：伸直拇指末节。

神经支配：桡神经（C7、C8）。

肌力测定试验：嘱患者抵抗检查者屈曲其拇指末节时可

触到紧张的肌腱。

19. 旋前圆肌（图2-27）

起止点：浅头起自肱骨内上髁，深头起于尺骨茎突，止于桡骨中部的前外侧面。

作用：使前臂旋前并屈曲。

神经支配：正中神经（C6、C7）。

肌力测定试验：嘱患者伸直前臂，置于体旁，并抗阻力地使前臂旋前时，可触到该肌腹收缩。

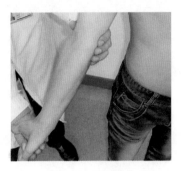

图2-27　旋前圆肌

20. 桡侧腕屈肌（图2-28）

起止点：起自肱骨内上髁，止于第二、第三掌骨基底前面。

作用：屈腕。

神经支配：正中神经（C6、C7、C8）。

肌力测定试验：嘱患者抗阻力地向桡侧屈腕时，可触到该肌腹，可看见肌腱。

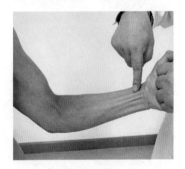

图2-28　桡侧腕屈肌

21. 指浅屈肌（图2-29）

起止点：肱骨头起自肱骨内上髁，尺骨冠突；桡骨头起自桡骨上半部掌侧，四个腱止于第2指～第5指中节基底部之两侧。

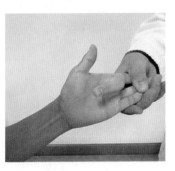

图2-29　指浅屈肌

作用：屈曲第2指～第5指中节。

神经支配：正中神经（C7、C8、T1）。

肌力测定试验：固定两侧邻指于全伸位，以控制指深屈肌的作用。嘱患者抗阻力地屈曲近端指间关节（即屈指骨中节），如不能做这个动作，表示本肌麻痹或肌腱伤断。

22. 指深屈肌（图2-30）

起止点：起自尺骨中部掌侧及前臂骨间膜，止于第2指至第5指末节指骨基底。

作用：屈第2指至第5指末节及屈腕。

神经支配：第2指、第3指部分——正中神经（C8、T1）；第4指、第5指部分——尺神经（C8、T1）。

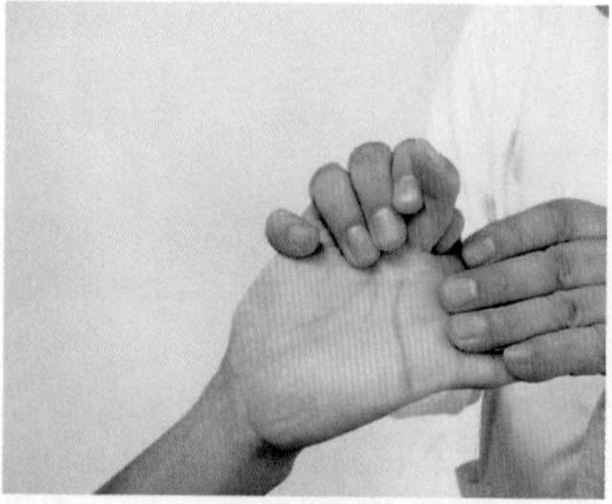

肌力测定试验：检查者固定患者的中节指骨于伸直位，嘱患者抗阻力地屈其末节指骨。

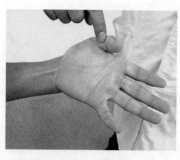

图2-30　指深屈肌

图2-31　拇长屈肌

23. 拇长屈肌（图2-31）

起止点：起自桡骨中部掌侧及肱骨内上髁，止于拇指末节基底。

作用：屈拇指末节并帮助拇指内收。

神经支配：正中神经（C8、T1）。

肌力测定试验：检查者固定患者拇指近端指骨，嘱其抗阻力地屈曲拇指末节。

24. 拇短展肌（图2-32）

起止点：起自腕横韧带和舟状骨结节，止于拇指第1节指骨的外侧缘。

作用：在垂直于掌面的平面上外展拇指。

神经支配：正中神经（C8、T1）。

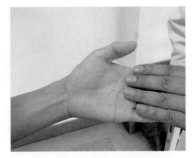

图2-32　拇短展肌

肌力测定试验：嘱患者将手平放桌面，手掌向上，保持拇指的指甲面垂直于掌面，抗阻力地及直升地外展拇指。

25. 蚓状肌和骨间肌（图2-33）

蚓状肌

起止点：四个狭长的肌束起自指深屈肌肌腱的桡侧，由掌指关节桡侧面绕过，止于第1节指骨背侧与第2指至第5伸指肌肌腱相融合。

作用：使第2指至第5指的近节指骨屈曲，中节和末节指骨伸直。

神经支配：第一和第二蚓状肌——正中神经，第三和第四蚓状肌——尺神经（C8、T1）。

26. 骨间肌—分骨间背侧肌和骨间掌侧肌（图2-34）

起止点：骨间背侧肌共4个，起自第一至第五掌骨相邻的侧面，在掌骨头部形成的短腱止于第1节指骨基底并与各伸腱的延长腱相结合。第一、第二骨间背侧肌止于第2、第3指的桡侧缘，第三和第四肌止于第3、第4指的尺侧缘。骨间掌侧肌第一肌起自第二掌骨的尺侧缘，第二肌起自第四掌骨的桡侧缘，第三肌起自第五掌骨的桡侧缘。这些肌肉走向第2指、第4指和第5指第1节指骨的背面而加入到各指的背腱膜中。

37

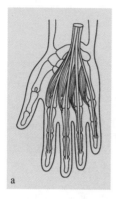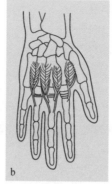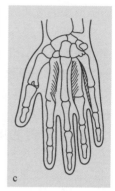

图2-33　蚓状肌和骨间肌
a. 蚓状肌；b. 骨间背侧肌；c. 骨间掌侧肌

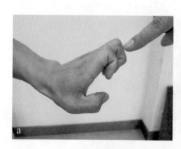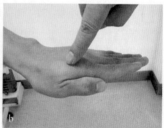

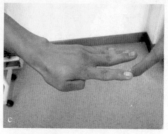

图2-34　骨间肌
a. 第一蚓状肌及骨间肌　b. 第一骨间背侧肌　c. 第一骨间掌侧肌

作用：与蚓状肌作用相同。此外，骨间背侧肌可自中线外展第2指及第4指。骨间掌侧肌则内收第2指、第4指和第5指至中线。

神经支配：尺神经（C8、T1）。

肌力测定试验：

第一蚓状肌、骨间肌——检查者固定患者第2指的掌关节于超伸位，嘱患者抗阻力地伸直近端指骨间关节，可触到第一骨间背侧肌的肌腹收缩。

第一骨间肌——将患者的手掌及手指平放于桌，嘱患者抗阻力地外展第2指时，能触到肌腹收缩。

第一骨间掌侧肌——将患者的手掌及手指平放于桌，嘱患者抗阻力地使外展的第2指向中线内收。

27. 拇收肌（图2-35）

起止点：横头起自第三掌骨掌面，斜头起自第二、第三掌骨基底，二头会合止于拇指近节基底尺侧。

作用：内收拇指。

神经支配：尺神经（C8、T1）。

肌力测定试验：嘱患者将拇指放在第2指的掌面，拇指甲面与掌面垂直，用力夹持一纸

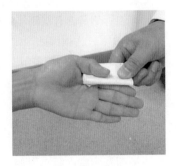

图2-35　拇收肌

片于拇指与手掌之间，使其不被检查者抽出。

28. 尺侧腕屈肌（图2-36）

起止点：肱骨头起自肱骨内上髁；尺骨头起自尺骨后面上2/3，止于豌豆骨。

作用：屈腕和手内收。

神经支配：尺神经（C8、T1）。

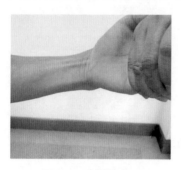

图2-36　尺侧腕屈肌

肌力测定试验：嘱患者伸手于桌上，手掌向上，手指伸直，抗阻力地向尺侧屈腕。

29. 外在伸肌

手的外在伸肌的肌膜处于前臂的背侧，其肌腱超越腕背止于手内。这些肌腱分别排列在腕背6个肌腱鞘内，对每个鞘内的肌腱要系统地检查。

腕背第一背侧室有拇长展肌腱（APL）和拇短伸肌腱（EPB）。前者止于第一掌骨背侧基底部而后者止于拇指近节指骨背侧基底部。另患者将"拇指向背侧外展"，检查者可在腕部桡侧触摸到拉紧的肌腱走向拇指。

第二背侧室内有桡侧伸腕长肌腱（ECRL）和桡侧伸腕短肌腱（ECRB）。分别附着于第二、第三掌骨基底部。检查时令患者"握拳并用力背伸腕关节"，检查者可加以阻力，在腕背的桡侧方可触摸到这两条肌腱。

第三背侧室内有拇长伸肌腱（EPL），该肌腱绕过桡骨的Lister结节，止于拇指的远节指骨。检查时令患者平放手掌于桌面上，单独举起拇指离开桌面。

第四背侧室内只有直伸掌指关节的指总伸肌腱（EDC）和示指固有伸肌腱（EIP），检查时令患者伸直诸手指来评定这两条肌腱。

示指固有伸肌腱可以单独检查，令患者"直伸示指而其他手指均屈曲呈握拳状"。示指固有伸肌是直伸示指的掌指关节。

第五背侧室还有小指固有伸肌腱（EDM）。检查时令患者"直伸小指，其余手指屈成握拳状"，将直伸小指的掌指关节，小指伸肌只是直伸小指。

第六背侧室含有尺侧腕伸肌腱（ECU），止于第五掌骨基底。检查时令患者将手拉向侧方，检查者可在尺骨小头的远端触摸到紧张的肌腱。

四、上肢（手）的反射

反射是神经活动的基本功能的形式反应。

每一个反射弧必须有：感受器、传入神经元、中枢、传出神经元、效应器五个部分，它们受高级中枢的控制（图2-37）。

检查反射可以判定神经系统损害的部分，是临床重要的诊断方法之一。反射弧中断，反射就消失。反射弧完整，反射可因高级中枢的抑制作用受到阻碍而亢进，或因超限抑制而消失。

反射分浅反射、深反射及病理反射三类：浅反射是刺激体表感受器引起的，如刺激皮肤和黏膜；深反射是刺激肌、腱

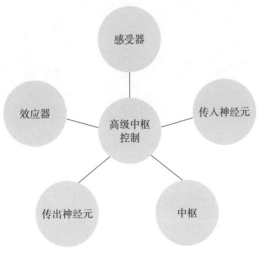

图2-37　神经反射示意图

和关节内的本体感受器所产生的反应；病理反射，正常人引不出来。

检查反射要注意以下几个方面、患者要放松，肢体要放在适当的位置，被检查的肌肉要保持适当的张力。刺激要适量，有时可将拇指放在被检查的肌腱上用叩诊锤叩击（如检查肱二头肌反射），拇指可以感觉肌腱的张力，根据需要加以调整。

深反射的减弱或消失是反射弧遭受损害的表现，可以由于周围神经、神经根或脊髓灰质的病变。

病理反射仅在中枢神经系统损害时才发生，主要是锥体束受损后失去对脑干和脊髓的抑制作用所引起（表2-3）。

表2-3　锥体束受损后的足部病理反射

名　　称	检　查　法	反　　应
巴宾斯基征 （Babinski's sign）	以针在足底外援自后向前划过	足第一趾背伸，其余各趾呈扇状散开
查多克征 （Chaddock's sign）	以针划过足部外踝处	足第一趾背伸
奥本海姆征 （Oppenheim's sign）	以拇指用力沿胫骨从上而下擦过	足第一趾背伸
戈登征 （Gordon's sign）	用手捏压腓肠肌	足第一趾背伸
罗索利莫征 （Rossolimo's sign）	急促地叩击足趾的跖面	足趾跖屈

五、上肢（手）的特殊检查

1. 常规检查

（1）深反射　是刺激肌肉、肌腱、关节内的本体感受器所产生的反射。

（2）肱二头肌反射 患者前臂置于旋前半屈位。医者将拇指放在肱二头肌肌腱部，用叩诊锤击拇指，引起二头肌收缩，反应为肘关节屈曲，由C5～C6(肌皮神经)支配。

（3）肱三头肌反射 患者前臂置于旋前半屈位。医者以手握住前臂，用叩诊锤叩击肘后的肱三头肌肌腱部，引起三头肌收缩，反应为肘关节伸直，由C6～C7(桡神经)支配。

（4）桡骨膜反射 患者肘关节半屈，前臂旋前叩击桡骨茎突，引起前臂的屈曲及外旋动作，由C6～C8支配。

（5）病理反射 霍夫曼征(Hoffman征)，检查者将患者前臂旋前，掌面向下。向掌侧弹拨中指远端指甲时，如患者拇指及其他各指快速屈曲，即为阳性征，表示锥体束在第五、第六颈髓以上受损，但此征有时在反射活跃的正常人也可出现。

2. 特殊检查

（1）霍纳综合征(Horner征) 即上眼睑下垂及瞳孔缩小，同侧颜面部出汗减少。说明损伤部位靠近脊柱，多见于颈交感神经受阻或下臂丛神经根性损伤。

（2）深呼吸试验(Adson Test，艾德森试验) 患者端坐，双手置于大腿根部，深吸气，检查测试两侧桡动脉搏动。然后嘱患者屏气并在颈部过伸的位置下左右侧弯，患侧桡动脉搏动明显减弱或消失，即为阳性。多见于胸廓出口综合征。

（3）挺胸试验 用于检查有无肋锁综合征，即锁骨下动脉及臂丛是否在第一肋骨锁骨间隙受压。患者取立正位挺胸，两臂向后伸。桡动脉脉搏减弱或消失，臂手部有麻木感或痛即为阳性。

（4）杜加斯试验(Dugas' test) 正常人将手搭于对侧肩部时，肘关节能贴胸壁。杜加试验阳性时有下列三种情况：① 当手搭于对侧肩部时，肘关节不能靠紧胸壁；② 当肘关节靠紧胸壁时,手不能搭于对侧肩部; ③ 手搭肩和肘靠胸均不可能。多见于肩关节脱位。

(5) 肱二头肌长腱试验(叶加森Yergason征) 患者屈肘至90°,检查者用力前旋患者前臂,嘱患者抗阻力地后旋前臂,此时如在肱骨结节间沟部疼痛,即为此征阳性,表示二头肌长腱在结节间沟部有腱炎或腱鞘炎。

(6) 腕伸肌紧张试验(Mills' test, 米尔斯试验) 肘关节伸直、前臂旋前、腕关节被动屈曲,引起肘外侧部疼痛,见于肱骨外上髁炎(网球肘)。

(7) 屈腕抗阻试验阳性 患者腕关节背伸,在抗阻力下做腕关节屈曲运动,肱骨内上髁处疼痛时即为阳性。见于肱骨内上髁炎(学生肘)。

(8) 握拳尺偏试验(Finkelstein征) 握拳,拇指藏于掌心,腕关节向尺侧倾斜活动时可引起桡骨茎突部位剧痛,见于桡骨茎突狭窄性腱鞘炎。

(9) 屈腕试验(Phalen征) 检查时两手背相对,腕关节屈曲70°～90°,持续1 min后出现拇、示、中指的麻木及疼痛,偶向肘肩部放射,即为阳性。多见于正中神经卡压(腕管综合征)。

(10) 神经干叩击试验(Tinel征) 神经损伤后,新生的神经纤维是未形成髓鞘的纤维,在叩击时感觉神经即可产生向该神经单一分布区的过敏感觉,即放射痛,为阳性。本试验的意义是在神经修复后,利用叩击试验来检查神经生长到达的部位及判断其生长速度,正常时神经纤维的生长速度约为每天1 mm。对于陈旧性神经损伤,当神经的近端形成假性神经瘤时,利用此试验可判断神经损伤的部位。

(11) 研磨试验(stress test) 用于诊断三角纤维软骨损伤。使患肢腕关节尺偏,检查者一只手固定尺骨端,另一只手固定尺侧骨腕部,使尺侧腕骨对着尺骨头向掌、背侧移动,出现疼痛、弹响和前臂的旋转功能障碍即为阳性。

（12）弗罗芒征（Froment征） 当腕部尺神经深支病损时，拇内收肌瘫痪，表现为Froment征阳性，嘱患者两手示指和拇指同时夹一张纸，如拇内收肌瘫痪，无法做此动作，且用拇指的指间关节屈曲来代偿夹纸。

（13）外在伸肌紧张试验（extrinsic extensor tightness） 嘱患者前臂旋前位，腕关节平伸，被动直伸掌指关节，屈曲近侧指间关节。正常时近侧指间关节可以被动屈曲，但当掌指关节置于屈曲位而近侧指间关节不能立即屈曲，这多见于腕部或手背伸肌腱粘连。

（14）内在肌紧张试验（intrinsic tightness） 嘱患者的掌指关节放在直伸位，同时被动屈曲近侧指间关节，然后被动屈曲掌指关节。正常时掌指关节屈曲时近侧指间关节能被动屈曲，但在掌指关节伸直时，近侧指间关节不能充分屈曲，这多见于手内在肌紧张。

45

3. 感觉功能检查

感觉检查是依靠患者主观的反应，在检查中需要患者密切配合，做到仔细、耐心，检查区域力求做到两侧对比。

（1）触觉 让患者闭目，在健康皮肤区域上用棉絮轻触，反复几次后改为正式测试，检查时让患者回答棉絮触及皮肤的次数。

（2）痛觉 让患者闭目，在神经的特定固有分布区用相关针具如大头针等进行触、痛觉的检查，其结果可分为消失、迟钝、过敏与正常四种。

（3）二点分辨试验（the two point eight touch discrimination test）感觉是手的最重要的功能之一，无感觉的手，即使肌腱和关节正常，仍然无用。正常皮肤应略带湿润，神经功能失调可使该神经分布区失去交感神经的控制，皮肤变得干燥。这在临床上有助于判断神经功能障碍。用一个带有尖刺的物体，例如针或用热测试手指，都不及用二点轻触分辨试验更为准确和有效。在做二点触觉分辨试验时，把患者的手放在平稳的桌面上，患者闭上眼睛。把一个回形针弯成二脚规样形状，二脚规的两点分开，同时在患者手指桡侧或尺侧的纵轴线上轻轻触试手指感觉。让患者指出他所感到的针刺是一点还是二点，然后将二脚规的两点距离逐渐靠近，直到二点间距为 2 mm 左右，反复测试，直到二点针刺患者感到是一点为止。正常指端具有辨别距离在 6 mm 以内二点感觉的能力。

六、上肢（手）评估的主要内容

（一）上肢（手）功能评估仪的应用

上肢（手）功能评估仪及其训练系统已在手外科，骨科，神经科、康复科、运动医学等临床科室以及专业体育康复教学机构中开始应用，该设备包括软件、抗阻器等训练、诊断、评估为一体。它不仅能自动计算测定后的数据还能纠正储存信息，采用集电脑化的诊断及功能训练的电子仪器。

（1）对上肢（手）、肘、腕、掌指各关节的主动、被动活动的测定（包括手指缺损、关节僵硬、截指等都能在评估仪测定后自动进行计算评估），上肢（手）功能评估系统还兼容了一套权威的国际化评测标准 AMA（美国医学协会）损伤程度计算表，并在报告中显示表达出来。这为患者提供了检查的准确性，同时也为临床评估和制订有效的上肢（手）功能康复诊疗计划提供采集更客观的数据。

（2）上肢（手）功能评估仪可为患者提供功能性物理康复，增强患者各关节有效活动范围，增强肌力和耐力，提高动作速度和 ADL 训练，还可以增强触觉灵敏，提高知觉和控制力。另外,上肢(手)功能评估仪也可对神经系统损伤引起认知障碍的患者提供眼手协调性训练,颜色辨别,追踪能力,行为先后顺序训练,目标导向集中训练,空间辨别以及神经肌肉控制训练等。

(3)对神经卡压引起的肌力减退,能准确测定其握力、捏力、包括对指对掌功能、水肿、疼痛等都能在上肢(手)功能评估仪上测定出数据来,帮助康复医技人员诊断治疗作进一步的评估和参考。

(4)上肢(手)功能评估仪根据不同配件与抗阻器连接,通过游戏方式给予相应的抗阻康复训练活动,使患者在游戏中忘去因疼痛紧张造成怕锻炼的情绪,提高了患者锻炼的兴趣和积极性。

(5)运用上肢(手)功能评估仪可以为患者进行术前测定和术后康复计划的制订,进一步对患者通过功能康复后取得疗效的评估,从而增强其康复锻炼的信心。

47

(二)上肢(手)功能评定方法

上肢手功能评定主要用于以下三方面:① 对不同病理阶段的疾病,功能评定可以了解疾病的严重程度;② 对神经源性疾病,如臂丛神经损伤等,功能评定不但可以了解其运动功能恢复的可能性有多大,而且还能帮助外科医生确定手术适应证,决定手术方案;③ 在法医学方面,功能评定也有着重要的意义。

上肢手功能的评定大体包括六大方面:外观、运动、感觉、手功能、疼痛、总满意度,以下逐一介绍。

1. 外观

实际上是对患肢的总体感觉,包括手及上肢的解剖完整度、稳定性、瘢痕、肌肉萎缩、肿胀、畸形、血运等。常规外观评定项目有肢体周径(肌肉萎缩/肿胀),用cm表示;截肢(指)平面及其失能程度,用%表示;Allen试验,用+-表示。

(1)肢体周径(表2-4) 反映上肢上臂、前臂、手及指的肿胀情况或萎缩程度,用cm表示。

表2-4 肢体周径

	日期	日期	日期	日期	日期
上臂(肱二头肌)*					
前臂*					
手掌(远端掌横纹)					
指					

* 肱骨内上髁上/下10 cm

48

(2)截肢(指)平面及其失能程度(图2-38) 不同截肢(指)平面对单侧上肢、手指功能损害百分比(From the guides to the evaluation of permanent impairment, ed 4, Chicago, 1993, American Medical Association)。

一侧上肢的截肢即100%的上肢功能缺失,被认为占人体60%的功能缺失,肱二头肌远端附着处及掌指关节平面的截肢,其失能分别为上肢功能的95%与90%。

掌指关节平面的截肢为手功能的100%的丧失。拇、示、中、环、小指的失能指数分别为40%、20%、20%、10%、10%。

(3)Allen试验 反映尺、桡动脉的血运情况,用+-表示。

2. 运动

(1)关节活动度 用量角器分别测量受检关节的主、被动活动度数,以此了解关节本身或肌肉、肌腱及所支配该关节肌肉的神经情况。另外,手指的活动度数可以用TROM来表达,即(MP+PIP+DIP的屈曲度数总和)-(MP+PIP+DIP的伸直受限度数总和),每个人的关节活动不一定相同,因此在测量其活动范围时只能作参考。

(2)徒手肌力检查(表2-5) 根据肌力大小判断肌肉力量等级并做记录。

表2-5 徒手肌力检查

测试结果	M.R.C.
能抗重力及最大阻力运动	5
仅能抗中等阻力	4
能抗自体重力运动,不能抗阻力	3
能在消除重力姿位做小幅度运动或加较大助力能运动	2
见到或扪到微弱的肌肉收缩,无可见的关节运动	1
无可测知的肌肉收缩	0

此法虽分级较粗略,评定时也带有测试者的主观成分等缺点,但应用方便,可分别测定各组或各个肌肉的肌力,适用于不同肌力的肌肉测试。

3. 感觉

(1)Semmes-Weinstein Monofilaments 轻触觉-深压觉测试(图2-39),测试是否存在保护性知觉,将感觉障碍客观的分为五级,包括正常、轻触觉减退、保护性感觉减退、保护性感觉消失、感觉完全丧失(表2-6)。一般是在手部三大神经的固有感觉支配区测定。

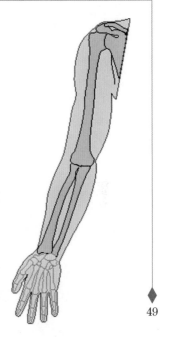

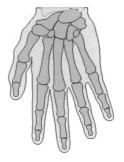

图2-38 截肢(指)平面功能损害

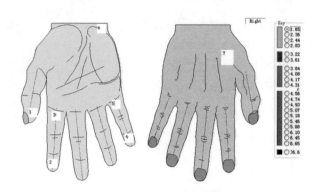

图2-39　轻触觉-深压觉测试

（1、2、3为正中神经的感觉支配区，4、5、6为尺神经的感觉支配区，7为桡神经的感觉支配区）

表2-6　monofilament的感觉评定及其相应单丝探测阈值

	分　级	单丝探测值	检测力度（g）	等　级
green	正常	1.65～2.83	0.004 5～0.068	5
blue	轻触觉减退	3.22～3.61	0.166～0.408	4
purple	保护性感觉减退	3.84～4.31	0.697～2.06	3
red	保护性感觉丧失	4.56～6.65	3.63～4.47	2
orange	探测不出	＞6.65	＞4.47	1

50

其中，2.83是上肢神经感觉功能正常与非正常的探测阈值，＞6.65则认为深压觉也不能被识别，即触觉完全丧失。

（2）两点辨别觉（表2-7）　当轻触觉恢复至3级或3级以上时，即在神经损伤修复后的随诊中，我们可以运用两点辨别觉的检查，它是检查某根神经损伤修复后的恢复情况，适用于神经卡压、神经修复后期、指腹植皮或皮瓣移植后的感觉评定。

表2-7 两点辨别觉

部 位	两点辨别觉（mm）	部 位	两点辨别觉（mm）
指尖	2～4	中节	4～5
近节	5～6	手掌	6～7

两点辨别觉＞15 mm，被认为100%触觉丧失。

4. 手功能

（1）握力 握力主要靠手的屈肌及内在肌的作用，手部的某些损伤对手的握力都会有所影响，所以测量握力对手的功能评定有很大帮助。

我们使用等长收缩测定的握力器测定握力。分别在3档进行"最大握力值"（maximal grip strength）测定，分别是第一、第二、第五档。第一档即最外档，反映屈指肌群的肌力，第五档即最内档，反映手内在肌的肌力。第二档为屈指肌及手内在肌协同作用的肌力，往往测试持续握力时，都采用第二档。

"最大握力值"（maximal grip strength）：每档分别测试3次，每1次为一个有效的最大随意等长收缩（MVC），连续3次MVC测定的平均值为"最大握力值"（图2-40）。

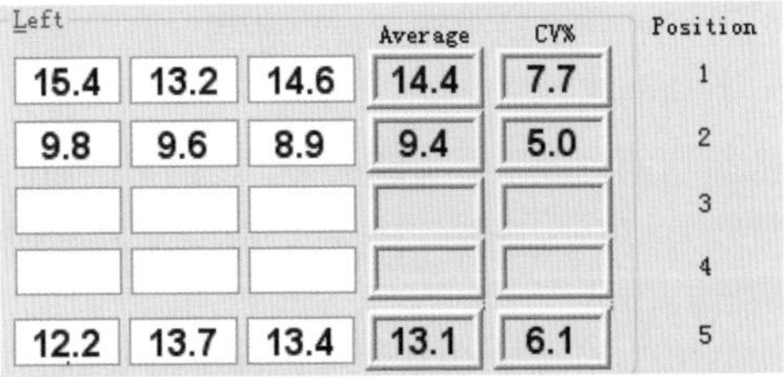

Left			Average	CV%	Position
15.4	13.2	14.6	14.4	7.7	1
9.8	9.6	8.9	9.4	5.0	2
					3
					4
12.2	13.7	13.4	13.1	6.1	5

图2-40 "最大握力值"测试

51

"持续握力值"(sustained grip),测定时间为5～10 s,其主要参数有"time to peak(s)""average to peak ratio(%)""endurance(kg/s)"。前一个参数显示爆发力,后两个参数显示耐力(图2-41)。

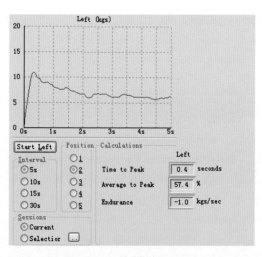

图2-41 "持续握力值"测试

(2)捏力 捏力的测试包括key(侧捏力,拇指与示指桡侧对捏),three jaw(拇指指腹与示、中指指腹同时对捏),tip to tip(示、中、环、小指腹分别与拇指指腹对捏),捏力测试是反映拇指对掌及屈指肌的肌力。

(3)拇指功能 占全手功能40%。包括MP与IP关节的屈伸,内收与外展,对掌。其中内收外展功能分别占拇指功能的20%,对掌功能占拇指功能的60%。

拇指桡侧内收外展功能是以拇指IP关节掌侧纹到第五掌

骨远端掌横纹的距离进行计算,正常应>8 cm。

拇指对掌功能是以拇指IP关节掌侧纹到第三掌骨远端掌横纹额距离进行计算的,正常应<1 cm。

5. 疼痛

疼痛是由传入神经刺激引起伴随个体感情状态的并被其过去的经验和精神状态所修饰的一种不舒适的感觉,其基础是许多不同成分的复合物。在疼痛的测量方法方面,出现了一维口头等级量表、视觉类似量表和多维评分表等。目前常用视觉模拟评分法VAS来进行疼痛的评估。

6. 总满意度

虽然我们有各种客观测量工具,但是在最后还应进行功能效果的评定来体现总满意度,而量表或评分系统则需要作为评定工具的一部分。

DASH量表是评定患者生活质量和完成各种日常生活活动的可能性,较适用于臂丛损伤的患者。DASH量表可以全面评定上肢的残疾和症状,包括急性和慢性疾病躯体、社会和心理障碍。该问卷表的有效性、可重复性以及敏感度已有报道,而且已为不同国家的学者在评定肩、肘、手和腕功能时采用,并证实其有效性。

量表对评定解剖损伤不是最好的工具。因此,我们在进行上肢(手)功能评定时,应把客观测量工具和量表结合起来使用,这样才能完善整个上肢(手)功能的评估。

上肢(手)功能评估是手外科康复医学的重要内容。功能评估对指导康复治疗、判断疗效及预后都有着实际意义,因此对功能障碍的患者首先要进行全面的功能评估,并要贯穿康复治疗的全过程,即评估→治疗→再评估→再治疗……→阶段疗程后最后评估。

六、上肢各关节功能评定标准

1. 肩关节功能评定标准

（1）评分标准（表2-8）

表2-8 评分标准

分　数	肩外展	肌　力	肩外旋
4	>90°	≥M4	>30°
3	60°～90°	≥M3	10°～30°
2	30°～60°	≥M2	0～10°
1	<30°	<M2	<0

（2）综合评价

分　级	优	良	可	差
	10～12分	7～9分	4～6分	3分以下

2. 肘关节功能评定标准

（1）评分标准（表2-9）

表2-9 评分标准

分　数	屈　曲	肌　力	伸　直	肌　力
4	>90°	≥M4	0	≥M4
3	60°～90°	≥M3	-30°	≥M3
2	30°～60°	≥M2	-30°～-50°	≥M2
1	<30°	<M2	>-50°	<M2

（2）综合评价

分　级	优	良	可	差
	13～16分	8～12分	5～7分	4分以下

3. 前臂旋转功能评定标准

（1）评分标准（表2-10）

表2-10　评　分　标　准

分　数	前臂旋前	肌　力	前臂旋后	肌　力
4	正常	≥M4	正常	≥M4
3	轻度受限	≥M3	轻度受限	≥M3
2	重度受限	≥M2	重度受限	≥M2
1	不能	<M2	不能	<M2

（2）综合评价

分　级	优	良	可	差
	13～16分	8～12分	5～7分	4分以下

4. 腕关节功能评定标准

（1）评分标准（表2-11）

表2-11　评　分　标　准

分　数	背　伸	肌　力	掌　屈	肌　力
4	>45°	>M3	>45°	>M3
3	≥30°	M3	≥30	M3
2	<30°	M2	<30°	M2
1	不能	<M2	不能	<M2

（2）综合评价

分 级	优	良	可	差
	13～16分	8～12分	5～7分	4分以下

5. 手功能评定标准

（1）评分标准（表2-12）

表2-12 评 分 标 准

分数	拇对掌	手指活动度	感觉
4	正常	指屈伸好	S4
3	能对环指	指屈伸活动为正常的60%	S3
2	能对示中指	指有微屈或微伸活动	S2
1	不能	指无活动	S0～1

（2）综合评价

分 级	优	良	可	差
	10～12分	7～9分	4～6分	3分以下

6. 臂丛功能综合评价标准（表2-13）

表2-13 评 价 标 准

分级	肩关节	肘关节	腕关节	手	上干或下干	全臂丛
优	4	4	4	4	7～8	13～16
良	3	3	3	3	5～6	9～12
可	2	2	2	2	3～4	5～8
差	1	1	1	1	1～2	1～4

七、电生理检测在上肢疾病中的应用

（一）电生理测定的基本内容

1. 肌电图的基本原理

神经肌肉在兴奋时，都会发生生物电的变化，如果将这种生物电的变化引导出来加以放大和记录即称肌电图。它是一种根据神经肌肉的电生理改变来判定神经肌肉疾患的检查方法。骨骼肌运动单位的动作电位，即运动单位电位，是肌电图研究的主要对象。一个运动单位是由一个前角细胞、轴突、运动终板以及所支配的肌纤维构成，它是随意肌最小的功能单位。用同心针电极插入正常放松的肌肉时，可以看到插入电位，这是由于针极插入、挪动和叩击时针极肌肉纤维或神经支的机械刺激及损伤作用而激发的电位。针极一旦停止移动，插入电位即消失呈电静息。而在神经损害的病理情况下，由于失神经支配的肌纤维膜兴奋性提高，在针极插入时可发现插入电位延长，在松弛的肌肉见到各种自发电活动，如纤颤、正尖波、束颤电位等。

在肌肉轻收缩时，同心针电极可记录到运动单位电位，它是通过容积导体在细胞外所记录到的正相起始的正相电位（图2-42），是肌纤维兴奋的去极化和复极化过程，是在冲动接近、达到以及离去记录电极时形成的。肌肉轻收缩时运动单位电位的时限、波幅和相位是很重要的观察指标。在病理情况下，如神经损害、发生轴索变性，则残存的神经可发出支芽去支配那些神经支配的肌纤维，即所谓"收养"现象，致运动电位的肌纤维数量增加，整合形成的运动单位电位可发生时限增宽、相位增多和波幅增高的改变。在前角细胞病变时，这种改变较为明显，波幅可高达5 mV以上，称为巨大电位（这也可见于慢性周围神经病变）。

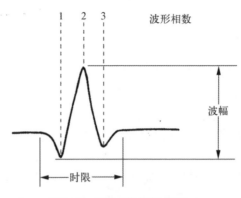

图2-42 运动单位电位示意图

正常肌肉大力收缩时,募集动员所有的运动单位参与工作并加速放电频率致许多运动单位电位互相重叠,不能分辨出单个运动单位电位而形成干扰相,但在神经损害、轴索变性时,运动单位电位脱失严重则募集反应显得稀疏,呈单纯相或混合相(介于干扰相和单纯相之间的中介状态)。

2. 神经传导速度测定

(1)神经传导的原理 神经轴索的膜电位−20～100 mV,当外界施以电流刺激使局部去极化达−10～−30 mV时,到达动作电位发放的临界点即产生动作电位,去极化的局部电流使位于活动区两侧的未活动区去极化,并依次继续下去,这样神经冲动从轴索受外部刺激的某一部位向两端同时传播,但在生理条件下起源于前角细胞或感觉末梢的生理性冲动仅呈顺向(单向)传导。有髓鞘神经的动作电位的传导是在郎飞结节与结节之间呈跳跃式的前进,故神经传导速度(NCV)较快。而无髓鞘纤维的动作电位是持续在膜上缓慢地扩散。

在脱髓鞘或部分再生髓鞘的病理过程中,由于髓鞘变薄,影响冲动跳跃式前进可造成传导阻滞或传导减慢、电位波形离散。

节段性脱髓鞘以后，冲动传导可能呈连续缓慢扩散传导方式，而不能跳跃式前进，从而减慢传导速度。神经的局部压迫也可使神经冲动减慢。

（2）影响神经传导的因素

● 温度的影响：在29～38℃，每上升1℃，感觉传导速度（SCV）可上升2.4 m/s，运动传导速度（MCV）之末端潜伏期也会缩短0.3 ms。

● 年龄的影响：在胎儿期，神经传导速度由于髓鞘增厚而迅速加快。到了足月婴儿时，其速度已达成年人的一半。到3～5岁就完全发育到如成年水平。在儿童和少年时期上肢传导速度稍有增加，而下肢由于年龄和身高的增加略有减慢。

● 不同神经和不同节段的差异：NCV下肢比上肢慢7～10 m/s，远段比近段要慢。

（3）运动传导速度的测定方法　在神经通路的两个或两个以上的点上，以超强电量进行刺激，从该神经支配的同一块肌肉上的同一点记录的复合肌肉动作电位（CMAP），测出远端刺激点引出的CMAP潜伏期L_1和近端刺激点引出的CMAP潜伏期L_2，再按下列公式计算出传导速度：

$$MCV = 两刺激点间距离(m)/(L_1-L_2)(s)。$$

以正中神经为例（图2-43）：记录电极置大鱼际肌，在正中神经腕部刺激，CMAP潜伏期为3.1 ms，肘部刺激，CMAP潜伏期为7.3 ms，测出两刺激点间的距离为220 mm，则正中神经腕肘的MCV为220/（7.3-3.1）=52.4 m/s。

（4）感觉传导速度的测定方法　感觉传导速度（SCV）的测定主要有两种方法①顺向法：刺激感觉神经远端，记录神经干的近侧端，亦即神经冲动是按正常生理的方法传导；②逆向法：此法与MCV检查相似，即刺激神经干，在手指远端记录

59

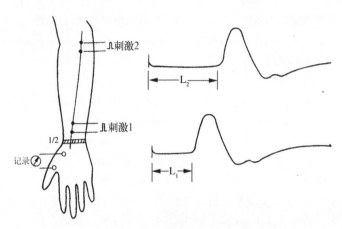

图 2-43　正中神经 MCV 测定示意图

所诱发的感觉神经动作电位（SNAP），此时在感觉神经纤维上的冲动呈逆向传导。两种方法测定的 SCV 值无明显差别。像 MCV 一样，SCV 也是通过传导时间与距离而计算得出的，但由于潜伏期只包括感觉纤维上的传导时间（MCV 测定的潜伏期还包括运动终板等延搁），所以只需一个刺激点和一个记录点就可以算出 SCV。以尺神经为例（图 2-44）（顺向法）：小指刺激腕部尺神经记录之 SNAP 潜伏期为 2.1 ms，若测得刺激与记

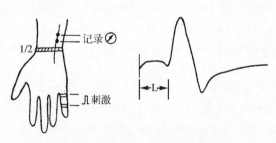

图 2-44　尺神经 SCV（顺向）测定示意图

录点间距离为120 mm,则SCV为120/2.1＝57.1 m/s。逆向法则将刺激与记录点互换即可。上述方法测定的NCV是传导最快的神经纤维。

3. H反射

H反射是相当于跟腱反射的电生理反射。主要运用电脉冲兴奋胫神经内的肌梭感受器的IA传入纤维而诱发的单突触反射,特点是可定量测定H反射潜伏期和波幅。H反射在新生儿到1岁儿童期可在很多周围神经中引出,但是到成年期,则只在胫神经可恒定引出。

测定时患者取俯卧位,膝关节屈曲120°,记录电极置比目鱼肌腹(或腓肠肌内侧头),刺激腘窝部胫神经(图2-45)。H波通常呈正-负-正,三相波。H反射测定的关键是以最适宜的刺激强度诱发最大而恒定的H波。H反射潜伏期与受试者的年龄、身高有关,可以下式推算其正常值:

$$H波潜伏期(ms)=-1.10+0.16 \times 身长(cm)+$$
$$0.06 \times 年龄(岁)+2.8(\pm 2S)$$

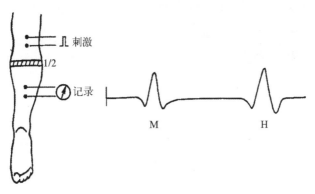

图2-45　H反射测定示意图

H反射左右潜伏期最大差值一般不大于1.2 ms或实测值＞预测值为异常。H反射消失或潜伏期延长是S_1神经根和诊断周围神经病最敏感的指标之一。

4. F反应

F波的产生是由于逆向激活的前角细胞发生回返放电，因此F波的测定有助于评估整个轴突全长的运动传导，特别是近端节段的神经功能。

方法：刺激电极置于神经某一端点，以阴极置于远端，给予超前刺激，表面电极在相应支配肌肉处记录，扫描速度为5 ms/d，屏宽为0.2 ms，频率为0.7 Hz。

由于F波的潜伏期和振幅具有多变性，因此必须反复进行刺激以寻找最短潜伏期，一般记录10～20次，如果进行的次数不够，可能就发现不了最短的潜伏期，所以F波对神经根进行评价的作用非常有限。对于神经根或神经丛病变，胸廓出口综合征有诊断价值。

公式：以尺神经为例

预测潜伏期＝0.31×（距离cm　手臂长）+11.05-

0.123×尺神经前臂运动传导速度

手臂长即C7-尺骨茎突的距离

双侧对比潜伏期＞1.0 ms，预测值和实测值＞2.5 ms为异常（图2-52）。

5. 体感诱发电位（SEP）

在体感通路的任何水平给予刺激，如电、机械、触摸等都可引出SEP感受器电位-周围神经动作电位-突触后电位-传导束电位，从感受器感受刺激转换神经冲动之后，至少要经三级神经纤维传导，两次突触传递，才能到达这一级躯体感觉皮层。间接了解周围神经的传导，了解外周神经→中枢的连续性（臂丛神经的节前、节后的鉴别诊断），如有神经卡压，跨卡压段SEP潜伏期会延长。

6.运动诱发电位（MEP）

克服头颅或脊柱的高阻抗屏障，能穿过皮肤、颅骨或椎骨穿透进入深部的神经组织。刺激脊髓在运动传导通路或肌肉记录运动诱发电位，将常规的测定周围神经运动传导中的刺激点向中枢端延伸，直接了解近端神经的传导情况。克服头颅或脊柱的高阻抗屏障，能穿过皮肤、颅骨或椎骨穿透进入深部的神经组织，电刺激，磁刺激。

7.定量感觉阈值测定（QST）

- 感觉神经（小感觉纤维）
- 热阈（C纤维）
- 冷阈（Aδ纤维）
- 冷痛阈（Aδ+C纤维）
- 热痛阈（Aδ+C纤维）
- 震颤阈值测定（Aβ）

正常值

- 冷热阈值≤28℃或温觉阈值≥36℃
- 冷痛觉阈值≤5℃或热痛觉阈值≥51℃
- 震痛觉阈值≥5 μm/s存在感觉减退

（二）周围神经卡压综合征的电生理诊断

大多数的周围神经在其走行中总有一些容易受到压迫或反复损伤的部位。开始时由于症状轻微，如不注意有关的神经支配区域，常会造成诊断困难。由于许多神经嵌压症只造成疾病神经传导阻滞而无神经变性，故对嵌压症的诊断和定位，神经电图优于肌电图。神经卡压早期只影响局部的粗髓鞘脱失，而致局部性的神经传导阻滞及波幅改变，所以SSCT法比传统的

63

MNCV 分段测定更具优越性，晚期神经卡压由于局部神经的失代偿及肌纤维的"寄养"效应，可在靶肌肉上见到高振幅、宽时限、高频率电位，重者可见巨大电位。肌电图早期表现的失神经电位，多数呈幅度细小的正尖波较少纤颤波。

神经电图可借分段测定神经传导速度而发现神经嵌压的部位，这不仅有助于确立诊断，而且还能提供可能手术的部位。对于手术松解的病例，神经电图随访可估计其发展，因许多患者经松解后神经传导速度可逐渐恢复正常。

1. 腕管综合征

腕管综合征（CTS）是最常见的神经嵌压症，也是最早应用神经传导速度研究确诊的综合征。

（1）检测项目

- 正中神经、尺神经腕-肘 MNCV
- 正中神经、尺神经 SNAP
- 环指正中神经、尺神经潜伏期之差
- 桡神经、正中神经潜伏期之差腕-掌 SCV 或混合 NCV（8 cm）
- EMG（大鱼肌）

（2）诊断指标

- 正中神经腕部潜伏期延长及波幅的衰减运动腕部 LAT ＞ 4.5 ms（图 2-48）
- （腕部刺激与大鱼肌记录电极间距为 8 cm 时）
- 正中神经节段检查法（inching 法）每隔 1 cm 作为一个刺激点，潜伏期之差＞ 0.4 ms 提示神经受压（图 2-47）
- 拇（示、中）指-腕的传导速度＜ 40 m/s（图 2-50）
- 示指 LAT ＞ 3.0 ms
- 中指 LAT ＞ 3.0 ms
- （感觉诱发电位）SNAP 波幅衰减＞ 50%
- 腕部正中神经 LAT 比健侧延迟 1 ms 以上

- 同侧正中、尺神经腕部LAT之差＞1.8 ms
- 拇指刺激：正中与桡浅神经潜伏期之＞0.4 ms（图2-46）
- 环指刺激：正中与尺神经潜伏期之差＞0.4 ms（图2-46、2-49）
- 拇短展肌见自发电位

（3）电生理分期定量指标

- 早期：EMG（－）DML＜4.5 m/s SNAP：仅正中、尺神经环指潜伏期之差＞0.4 m/s，或1～3指中至少1指的波幅较健侧下降1/2。

- 中期：EMG（ ）DML＞4.5 m/s SNAP 1～3指感觉电位尚可引出但传导速度减慢＜40.0 m/s。

- 晚期：EMG（＋）DML明显延长甚至消失，SNAP 1～3指感觉电位至少1指感觉电位消失。

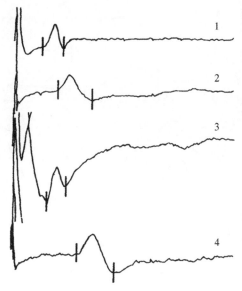

图2-46　腕管综合征患者拇指、环指SNAP潜伏期检测比较法

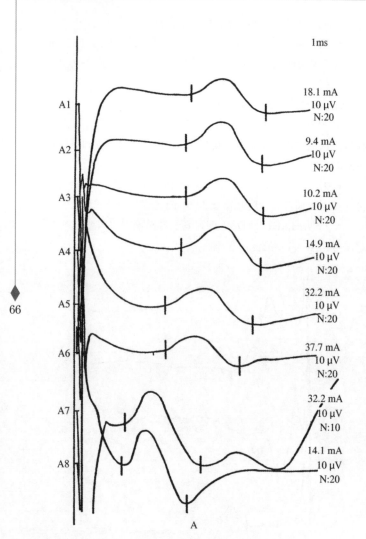

图2-47 腕管综合征患者卡压点节段检查定位法

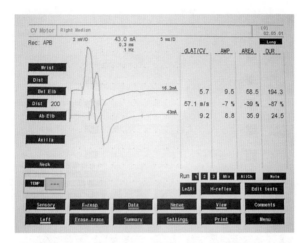

图2-48 CTS正中神经运动神经分别在腕、肘部刺激的测定拇短展肌记录。腕部潜伏期延长

67

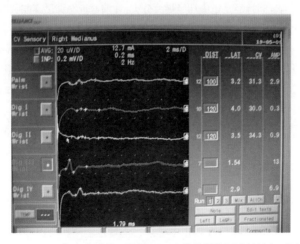

图2-49 CTS环指正中神经、尺神经SNAP潜伏期检测比较法(4 尺神经 5 正中神经记录波形)

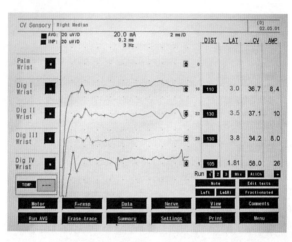

图2-50 CTS正中神经感觉神经拇指、示指、中指、小指刺激腕部记录测定

2. 前骨间神经卡压综合征

前骨间神经是正中神经最大分支,在前臂近端穿过旋前圆肌的肱骨头及尺骨头之间,以屈指浅肌内侧头和外侧头之间压迫神经。

前骨间神经综合征是正中神经刚穿过旋前圆肌管(tunnel),即分成前骨间神经支配旋前方肌、拇长屈肌、屈指深肌桡侧份:

(1)肌电图可发现上述肌肉有纤颤、正尖波,最大收缩时募集反应减弱,拇短展肌正常。

(2)MNCV:上述肌肉的CMAP示可出现潜伏期延长,波幅降低。

而正中神经主干的常规MCV(运动传导速度)、SCV(感觉传导速度)均在正常范围内。

3. 旋前圆肌综合征

旋前圆肌综合征是正中神经在前臂近端穿越旋前圆肌两个头后往下在屈指浅肌纤维弓(sublimis bridge)处嵌压。本病并不多见。

（1）EMG可发现拇短展肌、旋前方肌、拇长屈肌、屈指深肌、屈指深肌（桡侧份）、桡侧屈腕肌，旋前圆肌有纤颤、正尖波。

（2）前臂段正中神经MNCV可轻度减慢，上述肌的CMAP可出现潜伏期延长，波幅下降。

（3）肘以下SNCV可轻度异常或正常。

电生理诊断主要依据EMG改变，仅部分患者有MCV改变。

4. 肘部尺神经病变

肘管是尺神经嵌压最常见的部位。任何破坏肘管结构、牵拉、压迫、摩擦神经的因素均可引起尺神经肘管卡压。

（1）检测方法

● 尺神经腕-肘，腕-肘下，肘上-肘下，肘上-锁各段MNCV及AMP

● 尺神经肘段分寸测定（SSCT）（图2-53）

● 尺神经小指、腕-肘、肘上-腋SNAP及ANP

● 前臂内侧皮检测SNAP波幅应正常

● 肌电图（EMG）小指展肌、第一骨间肌、尺侧屈腕肌

（2）诊断指标

● 肘段MNCV（肘上 肘下10 cm）＜40 m/s（图2-51）

● 波幅有传导阻滞现象，卡压近段有波幅明显下降30%

● 肘段SSCT潜伏期之差＞0.6 m/s

● 腕-肘NAP波幅较对侧下降50%

● 小指SNAPSNCV＜50 m/s，波幅较对侧下降，早期可正常或轻度下降

● EMG 自发电位，宽大、高频、募集反应减弱

（3）敏感指标　100例肘管综合征统计

● 运动传导速度（MNCV）：分段测定尺神经腕-肘-肘下-肘上的MNCV，如肘段尺神经MNCV＜50 m/s或肘段MNCV比肘下至腕的MNCV减慢＞10 m/s为阳性，其阳性率为50.0%（图2-54）。

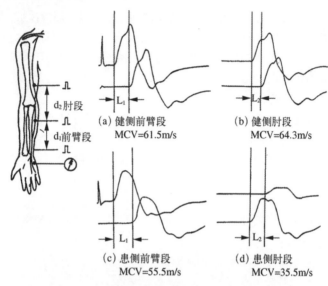

(a) 健侧前臂段
MCV=61.5m/s

(b) 健侧肘段
MCV=64.3m/s

(c) 患侧前臂段
MCV=55.5m/s

(d) 患侧肘段
MCV=35.5m/s

图2-51　肘管综合征患者尺神经运动传导速度测定

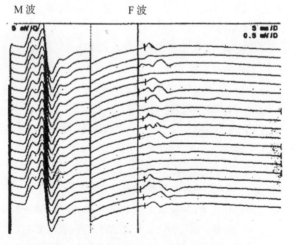

M波　　　　　　F波

图2-52　刺激尺神经 腕部、小指展肌记录引出F波

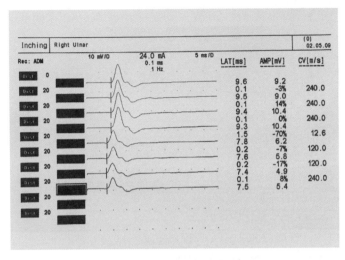

图2-53 CuTS尺神经分寸测定

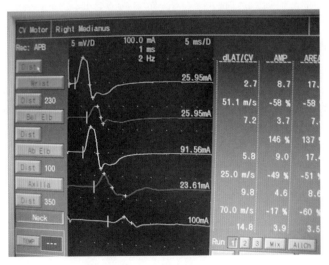

图2-54 CuTS尺神经运动传导测定腕、肘、肘下、肘上刺激，小指展肌记录

● 感觉传导速度（SNCV），如尺神经小指–腕 SNCV < 40 m/s，感觉电位波幅< 10 mv 或波幅较健侧下降> 50% 为阳性，其阳性率为 40.6%。

● 前臂尺神经干动作电位（NAP），如 NAP 波幅较健侧下降> 50% 为阳性，其阳性率为 87.5%。

● 肘段尺神经短段微移测定（SSCT），如潜伏期差值≥ 0.6 ms 为阳性，其阳性率为 59.4%。

● 肌电图检测（EMG），检测患肢尺神经支配肌，如发现自发电活动为阳性，其阳性率为 3.1%，前臂段尺神经 NAP 的波幅的衰减阳性率最高，最敏感。

（4）电生理分期定量指标

● 轻度：EMG（ - ），肘段 MNCV ≥ 45 m/s，神经干或小指感觉电位波幅较对侧下降> 50%。

● 中度：EMG（ ± ），肘段 MNCV < 45 m/s，神经干或小指感觉电位波幅较对侧下降> 50%。

● 重度：EMG（+-++），肘段 MNCV < 40 m/s，神经干或小指感觉电位波幅引不出。

5. 腕尺管综合征

腕尺管综合征是尺神经在通过腕部狭窄纤维管道嵌压而致。较肘管综合征少见。腕尺管的解剖特点使受压部位不同而有不同的临床表现。Wu 复习文献 55 例，归纳为 5 种类型。如豌豆骨处嵌压，产生运动感觉混合性损伤，在钩骨钩处受压产生手内肌运动麻痹而感觉正常等症状。

（1）检测方法

● EMG：第一骨间肌、小指展肌。

● 记录骨间肌、小指展肌的 CMAP。

● 记录小指的 SNAP。

（2）阳性指标

● EMG：第一骨间肌、小指展肌有神经源性肌电改变。

● MNCV：小指展肌、第一骨间肌记录腕部刺激引出的CMAP示潜伏期延长、波幅可有降低。

● SNCV：单纯深支卡压时感觉神经正常，浅支受累时小指感觉潜伏期延长，传导速度减慢，波幅降低。

6. 胸廓出口综合征

胸廓出口综合征（TOS）是臂丛神经及锁骨下动、静脉在胸廓出口处受到各种先天或后天继发因素的压迫，而导致的临床症候群。可将TOS分为下干型、上干型、全臂丛型和非典型型。

电生理仅对下干型TOS诊断敏感，对其他类型的TOS电生理诊断不敏感。

（1）TOS电生理诊断检测项目

● 肌电图（EMG）

● 正中神经、尺神经、桡神经运动传导速度（MNCV）

● 正中神经、尺神经感觉诱发电位（NAP及SANP）

● F反应（正中神经、尺神经）

● 运动诱发电位（MEP）

● 定量感觉测定（QST）

● 所有患者均行六项目的神经电图及肌电图检测

● 主要的观察指标均双侧对照

（2）下干型TOS的电生理诊断指标

● 前臂内侧皮感区的异常：自身对照，皮区温觉阈上升双侧之比冷热觉阈值（＜4℃）SNAP及NAP波幅衰减30%有提示意义，波幅衰减50%有诊断价值。

● 正中神经、尺神经异常：运动、感觉传导减慢和波幅下降，NCV＜50 m/s，波幅衰减50%，近端MNCV较对侧减慢＜10%。

● 患侧尺神经F反应潜伏期延长。

● C8、T1支配肌失神经肌电改变。

（3）诊断　有前臂内侧皮神经、尺神经、正中神经内侧头三条之中二条神经的联合卡压表现时，可诊断下干型TOS。早期下干型TOS以前臂内侧皮神经伴尺神经卡压多见。

总之，目前对胸廓出口综合征的电生理诊断常用的检查项目有以下几种。

测定前臂内侧皮神经SNAP波幅的变化以及温度觉阈值的变化，有利于下干型TOS早期诊断。

检测正中神经、尺神经近段的MCV也有利于TOS的诊断，并具有排除其他疾病的作用。尺神经近段（锁骨→上臂中段）虽然不直接反映胸廓出口处是否卡压，如有变化，可推断更近端是否存在病变。

正中神经、尺神经的肘→腋的SNAP的波幅的改变，亦有助于TOS的早期诊断。下干型TOS往往同时影响正中神经和尺神经的SNAP的波幅，以尺神经显著。如与健侧相比，SNAP的衰减也提示是下干神经被卡压而产生的神经干电位异常。

MEP的检测，MEP的异常与临床阳性体征的程度明显相关。

F反应，F反应是远段尺神经经受超强电刺激后运动神经逆行兴奋的回返放电，F反应出现的延迟，影响因素较多，而漫长的神经传导又降低了它的阳性率。如作双侧比较，F波出现延期，是近端神经根病变很可靠的信号，但不具有特异性。临床上颈椎病也可出现F反应延迟。

肌电图的检测：主要表现正中神经、尺神经支配肌的神经源性损害，可见正尖波，纤颤波，如果为慢性进行性卡压患者，手内肌上可见高频，高振幅电位，但及少出现巨大电位。因为卡压是一个缓慢的过程，是损伤与修复共存的过程，这是神经通过自身修复，再支配靶器官肌肉的结果，但必须与运动神经元疾病和颈椎病相鉴别。肌电图在TOS检测中另一个主要作用是与其他疾病，如肌源性疾病相鉴别。

另外，华山医院手外科肌电图室采用MEP分段法来估计TOS是否存在。认为该法提高了TOS的诊断率，同时亦提高双卡综合征的诊断。

总之，电生理检测是诊断TOS的一个重要手段，同时电生理检查还可以排除是否是其他病变或合并其他疾病，如运动神经原疾病、侧索硬化、平山病、肌病等。很容易理解，TOS电生理的阴性结果，主要是臂丛神经在根干束部的神经纤维的大量交叉和代偿。须知，迄今为止，最精确的电生理仪对感觉系统测定的敏感性没有能超过人的自身感觉，而对肌肉运动的电生理测定远远超人的自我了解。临床上我们我们可以看到患者前臂内侧针刺痛觉下降，而电生理检查未能发现异常，而C5、C6和C7支配的感觉区明显异常。电生理测定的阳性结果更低。与之相反，患者可能并没有感觉明显的无力，而电生理可发现相应的肌肉有正尖波或纤颤波。很容易理解，顾玉东院士在治疗臂丛神经撕脱伤时做健侧C7移位时，完全切断C7神经根，可以在健侧上肢C7所支配的肌肉中测不到异常的电生理，这也可说明臂丛神经的根干、股、索包括支部，存在大量的交叉纤维可以相互代偿。这就给我们用电生理来判断对胸廓出口综合征是否一定存在带来相当大的困难，但是不管怎样，电生理的阳性结果大大有利于诊断，虽然电生理的阴性结果不能排除胸廓出口综合征，至少可以在一定程度说明该患者的胸廓出口综合征并不严重。

7. 上臂桡神经卡压综合征

桡神经可在其行径的多个部位处受到卡压，但最易发生在上臂的桡神经沟。肌电图是主要诊断依靠，根据不同受累肌群常可定位并提示损伤程度和预后。NCV有时可提供嵌压部位有无传导阻滞等更多的信息。

电生理检测内容和阳性表现：

● EMG：肱桡肌、桡侧伸腕肌、伸指总肌、示指固有伸肌、尺侧伸腕肌、伸拇长肌可发现神经源性肌电改变，募集反应减弱，但三头肌正常。

● MNCV：前臂段MNCV减慢，波幅降低。

● 桡浅神经感觉电位波幅降低。

8. 骨间后神经受压综合征

骨间后神经穿过旋后肌进入前臂时，在旋后肌的两头之间受增厚的肌肉或Frohse弓卡压。

电生理检测内容和阳性表现：

● EMG：伸指总肌、示指固有伸肌、尺侧伸腕肌、伸拇长肌可发现神经源性肌电改变，募集反应减弱，但桡侧伸腕肌、肱桡肌正常。

● MNCV：前臂中端可减慢或正常，波幅降低。

● SNCV：桡浅神经正常。

9. 桡浅神经受压综合征

● 桡神经支配前臂肌EMG及MNCV正常，前臂桡浅神经SNCV减慢，波幅降低。

● MCV分段检测：针电极在示指固有伸肌记录，刺激点分别置于前臂中段、上臂外侧肌间隔和Erb点。常可发现前臂-上臂段减慢和（或）CMAP降低（外侧肌间隔、Erb点刺激）提示桡神经深支嵌压所致局限性脱髓鞘和部分纤维传导阻滞。

10. 四边孔综合征

腋神经或受压腋神经的一个主要分支在四边孔处所引起的一系列临床症候群。

● EMG：三角肌有神经源性肌电改变，募集反应减弱。

● MNCV：腋神经支配肌三角肌的CMAP，潜伏期延长，波幅降低，且离散。

11. 肩胛上神经卡压综合征 是由于肩胛上神经在肩胛切迹处受到压迫而产生的一系列临床症状。

● EMG：冈上肌及冈下肌见神经源性肌电改变，募集反应减弱。

● MNCV：肩胛上神经支配肌的CMAP潜伏期延长，波幅降低且波形离散。

12. 腓总神经卡压综合征 是腓总神经在腓骨颈部受压而引起一系列综合征。

● EMG：胫前肌、腓骨长肌、伸拇长肌、趾短伸肌有神经源性肌电改变。

● MNCV：跨腓骨颈段MNCV减慢，近端刺激时波幅骤降。

● SSCT：短距离的潜伏期差值＞0.6 ms，靠近卡压点波幅降低。

● 腓浅神经SNCV减慢，波幅降低，值得注意的是胫后肌、股二头肌短头正常，以排除坐骨神经及腰神经根病变。

13. 股前外侧皮神经卡压

嵌压主要位于髂前上棘。股前外侧皮神经从腹股沟筋膜穿出时，遭到紧扎的皮带或衣服（如紧身的牛仔裤）压迫而致，也可因肥胖致腹股沟部的压力增高而损害神经。患者常诉大腿前外侧有感觉异常、疼痛。感觉检查可发现该区感觉缺失。

电生理诊断可在髂前上棘处刺激该神经，在下方约距离12 cm处记录感觉神经动作电位（SNAP）。常可发现感觉神经电位缺如或SCV减慢，波幅较对侧下降。

鉴别诊断：高位腰椎间盘突出有沿大腿外侧的放射痛伴有肌力减退。肌电图有相应节段（L3～L4）支配肌的失神经改变。

14. 胫神经卡压（跗管综合征） 胫神经因走行于肢体的深

部而很少受累,但在内踝可被屈肌支持带压迫而致跖管综合征,常见于踝部骨折或脱位,踝部外伤局部水肿而发病。临床主诉为足底远端和足趾痛性感觉迟钝,伴有一定程度的感觉缺失和足内在肌力的减弱。

检测方法及电生理表现:

● MNCV:胫神经内踝上下分别刺激,趾短展肌记录,MNCV减慢,<40 ms,波幅减低。SSCT示受压段潜伏期延长,>0.6 ms。

● SNCV:用环状电极在拇趾刺激,内踝记录胫神经的SNAP,双侧对照,波幅会减低。

● EMG:足内支配肌的失神经改变。

(三)电生理检测在上肢周围神经损伤中的应用

1. 诊断

电生理检测对于周围损伤或卡压的定位、定性能起到独到的判断作用,一般根据异常肌电的分布来确定周围神经受损的具体位置。

周围神经损伤后,电生理诊断要点:

1)完全失神经支配 损伤2~3周后,放松时出现自发电位,随意收缩时无运动单位电位,刺激远端神经干无诱发电位,提示轴突或神经断裂,如随访无新生电位,也无诱发电位,则属神经断裂。

2)部分失神经支配 损伤2~3周后,放松时出现自发电位,随意收缩时出现各种形式的运动单位电位数量减少,提示轴索断裂或神经损伤后出现神经再生。如不出现神经异常支配,则可排除神经断裂。

3)神经传导功能障碍 损伤2~3周后,放松时无自发电位,随意收缩时无运动单位电位或只出现少量运动单位电位,刺激远端神经干可有正常波幅的诱发电位,在损伤近端刺激无诱发电位或诱发电位波幅明显下降,则提示神经传导功能障碍或称神经失用。

4)神经-肌电图 对诊断新近损伤的神经有一定的难度和复杂性,所检测的资料需动态分析,才能做出比较合理的解释。

(1)正中神经损伤

1)腕部损伤

● EMG:拇短展肌呈轴索性损害电生理表现。

● CMAP:① 完全损伤:拇短展肌不能记录到CMAP。② 不全损伤:拇短展肌CMAP潜伏期延长,波幅下降。

● SNCV:① 完全损伤:腕以下正中神经SNAP缺失。② 不全损伤:腕以下正中神经SNCV减慢,SNAP波幅下降。

2)肘部损伤

● EMG:正中神经支配肌均呈轴索性损害电生理表现。

● NCV:① 完全损伤:刺激肘部正中神经,各支配肌均不能记录到CMAP,肘以下SNAP缺失。② 不全损伤:肘以下各段正中神经MNCV、SNCV减慢,波幅下降。

3)腋部损伤

● EMG:同肘部损伤

● NCV:① 完全损伤:腋部以下正中神经CMAP、SNAP消失。② 不全损伤:腋部以下正中神经各段MNCV、SNCV减慢,波幅下降。

(2)尺神经损伤

1)腕部损伤

● EMG:骨间肌、小指展肌呈轴索性损害电生理表现。

● CMAP:① 完全损伤:骨间肌、小指展肌不能记录到CMAP。② 不全损伤:骨间肌、小指展肌CMAP潜伏期延长,波幅下降。

● SNCV:① 完全损伤:腕以下尺神经SNAP缺失。② 不全损伤：腕以下尺神经SNCV减慢，SNAP波幅下降。

2）肘部损伤

● EMG：尺神经支配肌均呈轴索性损害电生理表现。

● NCV：① 完全损伤：刺激肘部尺神经，各支配肌均不能记录到CMAP，肘以下SNAP缺失。② 不全损伤：肘以下各段尺神经MNCV、SNCV减慢，波幅下降。

3）腋部损伤

● EMG：同肘部损伤。

● NCV：① 完全损伤：腋部以下尺神经CMAP、SNAP消失。② 不全损伤：腋部以下尺神经各段MNCV、SNCV减慢，波幅下降。

（3）桡神经损伤

1）肘下损伤

● EMG：前臂伸肌群呈轴索性损害，肱桡肌（－）。

● MNCV：① 完全损伤：前臂段桡神经支配不能引出CMAP。② 不全损伤：前臂段桡神经MNCV减慢，CMAP波幅下降。

● SNCV：桡浅神经SNCV正常，亦可减慢或缺失。

2）肘上损伤

● EMG：含肱桡肌以下所有伸肌群均有轴索性损害，肱三头肌（－）。

● MNCV：① 完全损伤：肘以下桡神经支配肌均不能诱发CMAP。② 不全损伤：前臂、上臂段MNCV均减慢，CMAP波幅下降。

● SNCV：完全损伤者桡浅神经SNCV缺失，部分损伤者SNCV减慢或SNAP波幅下降。

3）腋部损伤

● EMG：上肢所有桡神经支配肌均有轴索损害表现。

- MNCV：① 完全损伤：所有桡神经支配肌均不能诱发CMAP。② 不全损伤：前臂、上臂段MNCV均减慢，CMAP波幅下降。

- SNCV：完全损伤者桡浅神经SNCV缺失，部分损伤者SNCV减慢或SNAP波幅下降。

（4）肩胛上神经损伤

- EMG：冈上肌、冈下肌见轴索性损害表现。

- CMAP：不完全损伤者在锁部刺激诱发CMAP其潜伏期延长，波幅下降，波形离散；完全损伤者电刺激不能引出CMAP。

（5）腋神经损伤

- EMG：三角肌见轴索性损害表现。

- CMAP：不完全损伤者在锁部刺激诱发CMAP其潜伏期延长，波幅下降，波形离散；完全损伤者电刺激不能引出CMAP。

（6）肌皮神经损伤

- EMG：肱二头肌、肱肌、喙肱肌见轴索性损害表现。

- CMAP：不完全损伤者在锁部刺激诱发CMAP其潜伏期延长，波幅下降，波形离散；完全损伤者电刺激不能引出CMAP。

- SNCV：完全损伤者前臂外侧皮神经SNAP缺失，部分损伤者SNCV减慢或SNAP波幅下降。

（7）副神经损伤

- EMG：斜方肌、胸锁乳突肌见轴索性损害表现。

- CMAP：不完全损伤者在颈部刺激诱发CMAP其潜伏期延长，波幅下降，波形离散；完全损伤者电刺激不能引出CMAP。

（8）臂丛神经损伤

1）检测内容

臂丛神经肌电检测

A. 上肢5大神经（腋神经、肌皮神经、桡神经、正中神经、尺

81

神经)支配肌：

- 腋神经：三角肌
- 肌皮神经：肱二头肌
- 桡神经：肱三头肌、肱桡肌、伸指总肌
- 正中神经：桡侧屈腕肌、屈指深浅肌、拇短展肌
- 尺神经：尺侧屈腕肌，小指展肌

B. 臂丛束的支配肌：外侧束(胸大肌锁骨部)，内侧束(胸大肌胸肋部)，后束(背阔肌)。

C. 臂丛干的支配肌：上干(冈下肌)，中干(背阔肌)，下干(胸大肌胸肋部)。

D. 臂丛根的支配肌：提肩胛肌(C5)，前锯肌(C5、C6、C7)，颈椎旁肌(C5～T1)。

2）电生理诊断

A. 定性诊断

- 不全损伤：相应神经根及其分支支配肌群EMG检测有自发电活动，募集反应减弱，刺激可引出CMAP，但其传导速度减慢，波幅下降。

- 完全损伤：相应神经根及其分支支配肌群EMG检测有大量自发电活动，无运动单位电位，刺激不能引出CMAP。

- 根性撕脱伤：相应神经根及其分支支配肌群EMG检测有大量自发电活动，无运动单位电位，刺激不能引出CMAP，无SEP，但可引出SNAP。

B. 定位诊断(根、干、束、支)

a. 腋神经损伤

- 单纯腋神经损伤，平面在分支以下。
- 腋神经+桡神经损伤，平面在后束。
- 腋神经+神经肌皮神经，平面在上干。
- 腋神经+正中神经损伤，平面主要在C5根部。

82

b. 肌皮神经损伤

● 单纯肌皮神经损伤,平面在分支以下。

● 肌皮神经+腋神经损伤,平面在上干。

● 肌皮神经+正中神经损伤,平面在外侧束。

● 肌皮神经+桡神经损伤,平面主要在C6根部。

c. 桡神经损伤

● 单纯桡神经损伤,平面在分支以下。

● 桡神经+腋神经损伤,平面在后束。

● 桡神经+肌皮神经损伤,平面主要在C6根部。

● 桡神经+正中神经损伤,平面主要在C8根部。

d. 正中神经损伤

● 单纯正中神经损伤,平面在分支以下。

● 正中神经+肌皮神经损伤,平面在外侧束。

● 正中神经+桡神经损伤,平面主要在C8根部。

● 正中神经+尺神经损伤,平面在下干或内侧束。

e. 尺神经损伤

● 单纯尺神经损伤,平面在分支以下。

● 正中神经+尺神经损伤,平面在下干或内侧束。

● 尺神经+桡神经损伤,平面主要在T1根部。

● 尺神经+正中神经+肌皮神经损伤,平面在C6~T1根部。

f. 节前与节后损伤的鉴别

● SNAP存在,SEP在→节后损伤。

● SNAP消失,SEP消失→节后损伤。

● SNAP存在,SEP消失→节前损伤。

● 副神经、膈神经损伤→C5、C6节前损伤。

● Horner征(+)→C8、T1节前损伤。

● (2)+(4)→C5节前伴节后损伤。

● (2)+(5)→C8、T1节前伴节后损伤。

83

g. 腕管综合征

● EMG：正中神经严重受压者拇短展肌可见轴索性损害表现。

● DML：正中神经远端潜伏期延长。

● SNCV：腕以下正中神经感觉电位潜伏期延长，SNCV减慢，波幅下降甚至缺失。早期患者刺激环指，相同距离的正中、尺神经SNAP潜伏期差值异常。

h. 肘管综合征

● EMG：尺神经严重受压者骨间肌、小指展肌、尺侧屈腕肌均可见轴索性损害表现。

● MNCV：肘段尺神经MNCV减慢，跨肘段神经支配肌CMAP波幅下降，波形离散；严重者CMAP可无法引出。

● SNCV：肘以下尺神经感觉电位波幅下降，严重者无法引出NAP。

● SSCT：肘段短距离测定尺神经CMAP潜伏期差值延长，波幅下降，波形改变。

i. 腕尺管综合征

● EMG：尺神经深支严重受压者骨间肌、小指展肌可见轴索性损害表现。

● MNCV：尺神经深支支配肌CMAP潜伏期延长，波幅下降，严重者无法引出CMAP。

● SNCV：累及尺神经浅支时，腕以下尺神经感觉电位波幅下降，严重者无法引出SNAP。单纯深支受压时，感觉电位正常。

j. 前骨间神经卡压综合征

● EMG：旋前方肌、屈拇长肌、屈指肌可见轴索性损害表现，而拇短展肌正常。

● MNCV：上述肌肉CMAP潜伏期延长，波幅下降，而前臂段正中神经MNCV正常。

- SNCV：正中神经感觉电位正常。

k. 旋前圆肌综合征

- EMG：正中神经受压严重者其支配肌均可见轴索性损害表现。

- MNCV：前臂段正中神经MNCV正常或轻度减慢，CMAP波幅下降。

- SNCV：正中神经感觉电位正常或轻度异常。

l. 后骨间神经卡压综合征

- EMG：桡神经深支支配肌可见轴索性损害表现，而桡侧伸腕肌、肱桡肌正常。

- MNCV：前臂段桡神经MNCV减慢，CMAP波幅下降，而上臂段桡神经MNCV正常。

- SNCV：桡浅神经感觉电位正常。

m. 上臂桡神经卡压（周末综合征）

- EMG：肘以下桡神经支配肌均可见轴索性损害表现，而肱三头肌正常。

- MNCV：桡神经前臂中段—外侧肌间隔MNCV减慢，CMAP波幅下降。

- SNCV：桡浅神经感觉电位SNCV减慢，波幅下降，严重者可无法引出SNAP。

n. 肩胛上神经卡压

- EMG：冈下肌、冈上肌见轴索性损害表现。

- MNCV：肩胛上神经支配肌CMAP潜伏期延长，波幅下降，波形异常。

o. 四边孔综合征

- EMG：三角肌见轴索性损害表现。

- MNCV：腋神经支配肌CMAP潜伏期延长，波幅下降，波形异常。

2. 鉴别诊断

临床许多疾病可以引起肢体的运动、感觉障碍，不同的疾病其预后与治疗方法亦不同，一些病因不明显，症状不典型的患者在诊断时就很容易与周围神经卡压等疾病相混淆。通过细致的电生理检测一般可以做出鉴别。

（1）运动神经元病　是一组病因未明的变性疾病，主要影响脊髓前角细胞及锥体束等运动系统，由于病变损害范围的不同，会出现不同的临床表现。一般表现为进行性肌肉萎缩，肌束震颤，最常出现在手部肌肉，渐扩展到前臂、上臂及肩胛带肌，影响延髓节段则出现语音含糊，吞咽和咀嚼困难等症状，但感觉障碍一般不明显。其早期表现或一些特殊类型如良性单肢肌萎缩症，容易误诊为臂丛或周围单根神经受压。除了详细询问病史，仔细体检外，尚须进行全面的电生理检测，其肌电图检测一般可见广泛的，多肢体的神经源性损害表现，甚至累及颅神经支配肌。运动单位电位幅值增高，有巨大电位，周围神经传导速度一般正常，如运动神经有明显的轴突丧失，则MNCV可能轻度下降，远端运动潜伏期延长，CMAP下降，但感觉电位一般正常，与运动轴索受累情况明显不一致。F波潜伏期可能延长甚至缺失，有些患者可以在尺神经上引出H波。提示脊髓前角运动神经元池兴奋性异常。

（2）肌肉疾病　如炎症性肌病，强直性肌营养不良等。炎症性肌病为一组免疫性或血管性疾病，主要包括多发性肌炎、皮肌炎、包涵体肌炎等。肌无力是最主要的临床表现，肌电图检测可见自发电活动，和肌源性损害运动单位电位（短棘发相波）。募集反应呈病理混合相。周围神经传导速度一般正常。强直性肌营养不良可表现为远端为主的肌无力，伴有肌肉萎缩，肌电图检测可见有明显的肌强直电位发放。

（3）神经肌肉接头疾病　如重症肌无力，是一种自身免疫性疾病,主要症状为疲劳,活动后加重,休息可暂时缓解,症状晨轻暮重,眼外肌最易受累,一般诊断比较容易,但在病情进展中,部分患者没有明显眼肌症状,仅表现为部分肌肉无力,有时须与周围神经受损鉴别。肌电图和神经传导速度测定一般无明显异常,重复电刺激检查可呈阳性。

(4)颈椎病 主要分为神经根型与脊髓型颈椎病,前者依据神经根受累部位和性质的不同,出现各种类型的感觉和运动障碍,部分患者很容易与TOS等相混淆。肌电检查可在相应受损神经根支配的肌肉发现自发电活动,特别是椎旁肌自发电的发现,提示病变在椎管内,但神经根型颈椎病好发于C4~C5,C5~C6椎间隙,很少会累及C8~T1神经根。当手内肌发现自发电还是应当谨慎做出颈椎病的诊断。周围神经MNCV正常,因为损伤一般发生于后根神经节之前,故尽管患者有肢体的感觉异常,但相应的神经感觉电位检测一般仍然正常。上肢F反应检测潜伏期可能延长甚至F波缺失。

(5)脊髓病变 如脊髓内占位,脊髓型颈椎病、脊髓空洞症等,部分症状不典型患者可能出现与周围神经损伤相似的运动、感觉障碍。除仔细检查体外,电生理检测也可以起到一定的鉴别作用。如累及脊髓前角,患者出现肌无力,萎缩,肌张力减退,腱反射减弱,肌电图检查可能发现大量自发电活动,募集反应明显减弱,甚至无运动单位电位,但MNCV一般正常或仅轻度减慢,CMAP潜伏期基本正常。累及传导痛温觉的浅感觉神经元出现感觉异常,但因为后根神经节不累及,所以在运动轴索严重受损的神经上能检测到正常的感觉电位,而同时累及脊髓后索时则可检测到SEP的异常。这些电生理表现都可以用来与周围神经受损相鉴别,但脊髓各部分受损其电生理表现各异,故需紧密结合临床症状体征和各项检查结果才能做出较正确的判断。

(6)多发性周围神经病 常为弥漫性作用于周围神经的因

素引起,如中毒、全身代谢病、营养缺乏等,多累及肢体远端,出现手套、袜套样分布的感觉减退,无力、腱反射下降。电生理检测可以明确病变的程度和分布,如NCV减慢,波幅下降,H反射缺失等。有些患者可以在周围神经病的基础上出现周围神经的卡压,电生理检测在此可以做出鉴别。

(7)其他中枢神经系统疾病 如脑梗死后遗症等,有典型的上运动神经元损害症状体征,诊断一般不困难,电生理检查一般只是用来判断同时有无下运动神经元的损害,受累肢体肌电检测无明显自发电活动,运动单位形态可,但募集反应减弱,周围神经传导均正常,F波、H波检测亦正常。

(8)骨关节,韧带等损伤造成失用性肌肉萎缩的鉴别 因为这些因素造成的肢体失用性肌肉萎缩,肌电图检测无明显自发电活动,运动单位电位形态正常,仅最大用力募集反应减弱。周围神经传导速度检测均在正常范围,F波、H波等检测亦正常。

3. 判断疗效

神经损伤治疗后,最早2～3个月,根据电生理的表现可以初步了解神经早期恢复的状态,通过电生理随访检测,动态观察神经恢复的过程,客观评价治疗的效果。

神经再生过程中,失神经电位会逐渐减少。由于神经纤维的再生、生长速度不一,故在再生早期可产生波形繁杂各异的运动单位电位,称为新生电位、复合电位、再生电位,可早于临床肌力恢复前数周甚至数月被发现,它们反映了神经再生的不同阶段,由于检测的时间不同,上述电位可单独出现亦可几种电位混合存在,互相移行。神经再生使肌肉重新得到支配后,通过刺激神经,相应支配肌可记录到复合肌肉动作电位,随着神经的逐步恢复,其潜伏期逐渐缩短,波幅逐渐增大,直至正常。感觉神经动作电位虽检出较滞后,但也可作为一个判断神经再生恢复的电生理指标,同样随着神经的不断再生完善,该电位也从无到有,从小到大,其潜伏期逐渐缩短,波幅逐渐增大。通过从肢体近端向远端逐块检测受损神经支配的肌肉,逐段检测神经的诱发电位可以判断目前神经再生的大致位置。从而评估疗效,指导进一步治疗。

4. 术中电生理检测应用

(1) 手外科　手外科神经损伤主要是臂丛及周围神经的损伤,随着电生理技术的进展,术中肌电的价值越来越得到临床的肯定,术前临床体检及肌电图检测对臂丛神经根性损伤的假阳性和假阴性各为10%～15%;① 在术中在神经直接暴露的情况下,直接刺激神经根据复合肌肉动作电位(CMAP)的潜伏期,波幅了解神经功能,在未引出CMAP的情况下,通过SEP进一步判断神经的连续性,判断臂丛神经的节前、节后损伤;② 神经桥接移位术后,了解神经再生情况;③ 判断神经松解后的效果;④ 术中发现神经变异帮助判断神经位置等。

(2) 骨科　主要用于脊柱矫形术或脊髓肿瘤切除,及颈椎腰椎手术中。

89

(3) 普外科术中喉返神经术中检测,脑外科,通过对颅脑内动脉瘤患者术中SEP的检测,五官科在BAEP监护下实施前庭神经瘤切除术等。

五官科在BAEP监护下实施前庭神经瘤切除术方案。

术中电生理检测日益普遍与重要,它能较客观、正确地评价周围神经病变的部位,范围性质和程度,从而有助于医生制订最佳手术方案。

5. 电刺激促进周围神经再生的应用

大量的试验研究证实,电刺激对周围神经有促进周围神经再生作用,临床应用经皮电刺激治疗上肢周围神经损伤,加快神经再生速度,加速神经功能恢复。术中超强电刺激对于神经连续性尚存,神经瘢痕严重,再生不良的损伤再松解术有独特的辅助作用,术中肌电刺激能有效促进神经再生。

八、放射医学在上肢的应用

影像医学的发展，成像手段的增加和检查技术的丰富，对于评价上肢骨关节以及软组织、神经有重要的临床意义。

过去的30年，放射影像学领域取得了巨大的进步，并且在未来将会有更大的进展。新的成像方法不断地出现和改进。例如，计算机断层摄影（CT）以及螺旋CT和三维成像、多排螺旋CT（MDCT）、容积CT（VCT）、数字化摄影（DR或CR）以及数字化减影（DSR）和数字减影血管造影（DSA）、正电子发射断层摄影（PET）以及PET-CT和PET-MRI、磁共振成像（MRI）和三维磁共振成像。设备的融合、图像的融合也大大促进了对病变的显示的提高。技术的进步诊断变得更加容易，然而这些新的技术同时也带来了挑战。医疗服务的费用增加，过度的影像学检查，也经常使临床医生面临更多的选择。

利用比较影像学的观点，重视骨科、手外科疾病如何选择哪种检查具有重要作用。医生不能机械的选择检查，更重要的是能够从中挑选出那些能够正确地诊断和评估疾病的检查方法。掌握骨科以及手外科影像检查技术的适应证、禁忌证必须熟知。理解并合理的利用各种技术，对于诊断上肢骨关节、软组织以及神经的病变大有裨益。能帮助我们选定最有效的检查方法、最低的检查费用以及最小的射线暴露剂量。为此，医师在履行他们的职责时应该将以下几点牢记于心中。诊断一种未知疾病时，在使用更加复杂的方法之前，最好先使用常规X射线摄影的标准投照和特殊投照技术。按照正确的流程进行检查，需要知道下一步进行何种检查。能够正确显示已知疾病的特异性成分，以及特异的影像学特征很重要。检测治疗进程和可能发生的并发症。认识非侵入性影像检查的局限性，知道何时应运用侵入性检查技术。知道哪些病变需要活检，哪些不需要（"不可触碰"的病变）。

很多骨和关节疾病的影像学诊断并不能完全依靠特定的可识别的影像学表现。临床资料，例如患者的年龄、性别、症状、病史和实验室检查对于影像科医生正确地诠释影像资料十分重要。偶尔，临床信息非常典型以至于单独依靠它们就可以做出诊断。

运用放射学检查技术能检出并评价骨、关节及软组织的病变及其类型、范围等。通过多模态的影像检查，达到对病变诊断的定位、定性、定量、定期诊断。对病变的早期诊断、精准诊断、术中评估、预后判断有巨大的临床价值。

对于骨关节系统，无论何种检查方法，常规X射线检查都应作为基本参考。多数情况下，影像检查技术的选取取决于病变的类型。例如在常规X射线检查后怀疑隐匿性骨折存在，接下来就应行CT和MRI检查，后者检出骨损伤远早于平片、骨扫描。对于腕关节疼痛者，应行更进一步的检查，如CT关节造影或MRI等之前，先行平片检查。如疑为三角纤维软骨复合体或腕骨间韧带断裂，或者腕管综合征，则应选择MRI检查，因为MRI能够提供肌肉、肌腱、韧带和神经间的良好对比。同时，如果疑有腕骨骨坏死，而平片检查阴性也应选择MRI检查。在评价腕骨骨折或骨折愈合情况时，CT检查由于其高空间分辨率，因而优于MRI。在评价腕关节病变时，平片检查多无明显异常发现，常规应行MRI进一步检查，由于MRI具有良好的骨髓、关节软骨、滑膜及软组织密度分辨率。

（一）常规X射线影像技术

平片是评价骨关节疾病最常使用的检查方法，许多病变只需要简单的X射线平片即可达到目的，尤其是创伤方面。骨关节平片常规应包含两个互相垂直的投射角度的影像，同时包括

邻近一个或者两个关节。多体位、广覆盖就能减少骨折、脱位和
（或）半脱位的漏诊风险。单侧投照时，有时用健侧片作对比是
必要的。一般情况下上肢某部位的病变包括正位和侧位两个投
照体位；偶尔也需要斜位或轴位等某些特殊体位来评估复杂骨
折的情况。在基层医院，X射线平片的投照尤其重要。

1. 肩关节摄片

摄影目的观察肩关节各骨形态，特别是肱骨头与关节盂的
关节间隙。使用前后位、穿胸位的投照影像。可以显示肩关节
的影像，关节间隙、骨小梁清晰显示，肩部软组织显示良好。

2. 肘关节摄片

摄影目的观察组成肘关节各骨及相互关系的骨质及形态情
况。使用正位、侧位投照影像。可以显示肘关节侧位及周围软
组织像，关节间隙清晰，肱骨内，外髁相重叠呈圆形。

3. 前臂摄片

摄影目的观察尺，桡骨骨质及软组织正位形态和骨质情况。
使用正位、侧位投照影像。可以显示尺，桡骨及肘关节、腕关节
正位影像，近端桡骨粗隆与尺骨少量重叠；骨小梁清晰显示，周
围软组织层次可见。

4. 腕关节摄片

摄影目的观察腕骨、掌骨近端、尺桡骨远端的骨质、关节及
软组织影像。使用正位、侧位、尺偏位投照影像。可以显示腕关
节正位及周围软组织像，腕关节诸骨骨小梁清晰显示，周围软组
织清晰可见。尺偏位显示舟骨轴位影像。

5. 手正斜位

摄影目的观察手骨、各掌指骨的结构及骨质、软组织、关节
和异物等。使用正位和斜位投照影像。可以显示检测第一至第
五掌指骨；骨小梁清晰显示，周围软组织层次清晰可见。

（1）放大X射线摄影用于局部结构的显示，多被CT取代。

（2）应力摄片　对评价韧带撕裂和关节稳定，应力摄片很重要。手部投射中，对疑有猎场看守人指，即第一掌指关节尺侧韧带损伤者，拇指外展位应力片可能有帮助。

（3）全长摄影　全长摄影是肢体长度测量的最常用检查方法。X射线球管沿检查床纵向移动。曝光过程中，球管跨越胶片全长，而投照全部肢体。这种技术能使X射线束横断扫描骨端，因而能测量肢体长度。

（4）X射线透视及录像　X射线透视技术是很多X射线检查的基础，包括关节造影、肌腱造影、滑囊造影、动脉造影以及经骨或软组织穿刺活检等。包含录像的X射线透视技术对于评价关节运动学非常有用，但由于其较大的放射剂量，仅在评价各种关节运动及一过性半脱位（腕关节不稳等）等情况下使用。偶尔也用于评价骨折愈合过程及稳定性的随访。关节造影中，透视技术能观察穿刺针位置及造影剂的流动情况；在骨科手术中，透视技术用于评价骨折复位及假体安放情况。

（5）体层摄影几乎已被CT所取代。

（二）计算机断层扫描

计算机断层扫描（CT）为放射学检查最普及和利用率最高的检查技术。CT系统包括X射线发生器、探测器及计算机数据处理系统。CT装置主要的组成部分包括滑环扫描机架、X射线发生器和接收器以及数据处理装置。最新的CT扫描仪采用扇形X射线束、固定探测器及预设置准直器。扫描时患者平卧于机架内的检查床。X射线球管绕患者旋转，高度准直X射线束穿过成像区域。探测器收集X射线穿越后的信息。计算机采集数据生成断层图像，或"切面"。通常，直接可以获取轴位图像。容积数据既能够像普通轴位CT一样读取，还能进行多平面及三维重建。

93

组织吸收X射线的程度决定了X射线穿越人体后的衰减量。未被组织吸收的X射线束被计算机探测并处理。依赖于其原子序数及特定组织的密度。CT扫描仪计算机软件将X射线束密度转换为CT单位（Hounsfield, HU）。

螺旋扫描技术的出现进一步发展完善了CT。这种技术能够实现X射线发生装置及探测器连续采集图像信息。它能够迅速获取容积数据信息，而进行任意间隔的图像重建。这一技术极大地减少了扫描时间、缩短了扫描间隔，提高了对比的密度分辨率以及空间分辨率。同时也减少了运动伪影，提供了扫描结构的分辨力，并通过单次屏气获得了多幅重叠影像，极大提高了三维重建的能力。CT由于其良好的显示能力，因而成为创伤及骨、软组织病变不可或缺的检查方法。创伤中，CT对于检出骨折或脱位非常有用：对于评价各种关节内疾患，如关节软骨损伤，或者是否存在钙化或非钙化性骨软骨游离体，以及关节周围软组织病变也同样很有帮助。CT对于评价创伤后关键的细微骨折伤尤为重要。CT相对于常规X射线具有良好的密度分辨率、精确的密度策略能力及直观的轴位图像显示。

现在的CT可以通过薄层、连续的骨骼断面图像运用重建技术得到冠状位、矢状位及斜位图像。这种多平面重建技术对于肩关节、腕关节维系疾患具有。现代CT扫描仪仅在受检层面使用扇形准直束。最新的先进软件能够进行三维建模，以利分析显示复杂解剖部位，如手、腕部等结构。在评价创伤病变时，三维CT血管造影技术能够有效地确定是否存在骨折及邻近部位的血管损伤。

目前，随着64排、256排CT以及容积CT（VCT）的应用，图像采集能在机架旋转亚秒极时间内完成，而生成高分辨率的容积数据，而同时患者所受射线剂量极小。更高分辨率能生成极高分辨率的二维或三维图像，而且，它能减少金属和射线硬件伪影。除了以上特点,VCT还能采集实时影像,实现关节的功能成像。新近的计算机模拟系统以及3D打印技术根据感兴趣区三维影像制成塑料模具,这些模具利于术前评估及复杂手术的模拟练习。

CT由于简单快捷、良好的密度分辨率及精确测量组织密度的能力,故在评价骨和软组织病变方面扮演着重要角色。

尽管很少用CT做特异诊断,但它能精确评价骨病变的范围、显示皮质及轴位软组织受累的情况。而且,对于如肩胛骨、骨盆及骶骨等复杂解剖部位的骨肿瘤。CT显示病变很有帮助,而这些病变在常规X射线片上显示困难。如果考虑肿瘤保肢治疗,则CT检查对骨肿瘤的范围及播散程度的评估至关重要,以便术前计划好切除范围同时CT也能清晰显示骨内肿瘤的范围及其周围软组织诸如肌肉、神经血管束的侵犯情况,CT还能评估肿瘤疗效,如术后复发、放化疗等治疗结果。

偶尔,通过静脉注入碘对比实现增强CT检查。对比增强检查通过增加组织密度改变影像对比,显示CT图像的明暗对比。能够帮助显示在平扫CT上显示不清的软组织肿块,或者评估血管结构及骨肿瘤。

CT能够测量每个像素的密度,这是骨松质和骨皮质定量骨矿密度分析的基础。定量CT(QCT)是一种参照与患者一起扫描的校准材料密度、测量以腰椎感兴趣区平均骨密度反映的骨矿含量的一种方法。QCT测量在CT扫描仪上进行,以同时扫描的校准材料的骨矿密度作为标准,CT扫描定位像。评价骨骼的密能够为骨质疏松及其他代谢性骨病提供帮助。另外,双源CT和能谱CT的出现,对于痛风结节的显示、尿酸结晶的直接显影具有重要的作用。

CT导引下也是骨或软组织病变穿刺活检的重要方法,因为其能够清晰显示病灶内的穿刺装置。

CT的缺点包括部分容积效应,能导致局部小病灶内的密度不均。尤其是CT值测量难以区分单位组织病变的密度不同成分。当部分容积效应出现于正常与病变交界区时,区分尤其重要。CT其他的缺点在于单一的密度成像,组织特异性较差。尽管CT能够区别组织密度,但仅凭密度分析不能够精确确定组织病理特征。此外,患者在扫描时的任何移动都可产生伪影而降低图像质量。同时,尽管目前已有许多重建技术能够减少金属移植物的伪影,但各种金属(假体或各种骨螺钉等)都会产生伪影而影响观察。最后,射线剂量有时会较高,尤其是检查时获取连续或重叠层面的图像时。

(三) MRI

MRI成像主要利用受检组织含奇数质子或(和)中子、原子核(氢原子等)的自旋,而产生一定方向的磁场。上述原子核在进入主磁场后,其磁极排列由杂乱无章变为平行于主磁场方向。应用射频脉冲,原子核吸收能量而产生原子核磁极的工作,引起其反向分布朝向主磁场的方向。当去除射频脉冲,原子核将恢复自由状态(布朗运动),称为弛豫,此时原子核将释放能量,被记录后形成数字影像信息。信号强度代表了组织激发状态释放的射频波能量。图像中亮的部分为高信号强度,而暗色区域为低信号强度。MR设备系统包括主磁场、射频线圈(发射和接收线圈)、梯度场及带有数字存储功能的计算机控制系统。MRI原理因篇幅所限,此处不做详解,仅做简单介绍。

1. MRI的基本知识

特定组织的信号强度显示依赖于体素内质子的密度,以及纵向和横向弛豫时间。一般有两种弛豫时间,分别称为T1和T2。T1弛豫时间(纵向弛豫)用来描述质子在射频脉冲停止后,恢复到平衡状态的时间。T2弛豫时间(横向弛豫)反映射频脉冲停止后质子的失相位过程。

最常用的序列有自旋回波（SE）。SE序列采用短重复时间（TR）（800 ms或以下）及短回波时间（TE）（40 ms或以下），即T1WI成像。采用长TR（2 000 ms或以上）及长TE（60 ms或以上），为T2WI成像。采用适中的TR（1 000 ms左右）及短TE（30 ms或更少），则为质子密度像。其他：梯度回波脉冲序列（GRE）使用变化的较小反转角度（5°～90°）能得到快速扫描的肌骨图像，是最实用的MRI扫描方法。由于小的射频脉冲反转角度仅改变小部分的纵向磁化矢量，故其主要优势为了缩短了扫描时间。通常情况下，GRE图像能使用2D技术或3D所谓的容积数据重建得到。临床上，有几种常用的GRE方法。每一种方法依赖于使用的减小反转角度，以用短TR提高信号强度。梯度回波序列尤其适用于评价肌腱、韧带、关节软骨及关节内游离体。

由于骨髓和皮下脂肪丰富，脂肪抑制技术在骨关节系统非常重要。MRI中的脂肪抑制技术常用于检出含脂成分和抑制脂肪组织的信号。有三种脂肪抑制技术：频率选择（化学）饱和法、反转-回复法及反时相法。

梯度回波和脂肪抑制技术联合使用可以显示关节软骨。用于评价软骨下骨内小范围的骨髓水肿，常见于骨软骨骨折，剥脱性骨软骨炎，或骨坏死等骨软性病变。

大多数检查中，至少要扫描2～3个互相垂直的平面图像（轴位和准冠状位或准矢状位），许多情况下，所有三个平面均应扫描。想要获得优良的MR图像，表面线圈是必要的，因为后者可提高空间分辨率。大多数表面线圈，都是为身体不同部位而设计的，如肩、腕关节。

目前，MRI应用主要在四方面：创伤、关节炎、肿瘤和感染。MRI通过多平面成像和多参数成像对于评价肌骨系统非常理想。不同组织的信号能够区分不同的组织成分，包括肌肉、肌腱、韧带、血管、神经、透明软骨、纤维软骨、骨皮质及小梁骨等。例如，脂肪和黄骨髓在T1WI上为高信号，T2WI为等信号；骨皮质、空气、韧带、肌腱及纤维软骨在T1WI及T2WI上均为低信号；肌肉、神经及透明软骨在T1WI及T2WI显示为等信号。红骨髓（造血）T1WI为低信号，T2WI为低至等信号。液体T1WI为低信号，T2WI为高信号。大部分肿瘤显示为T1WI低至等信号，T2WI为高信号。脂肪瘤T1WI显示高信号，T2WI为略高信号。

骨和软组织创伤的MRI有一定的优势，在平片或CT上不能显示的病变，如骨挫伤或骨小梁微骨折等，在MRI上都能很好地显示。隐匿性骨折，平片容易漏诊，MRI能够清晰显示。MRI已被证明成功诊断和评估运动损伤。最新的研究报道了MRI能够有效诊断和评价急性及亚急性肌骨失神经病变。

MRI增强检查，经静脉注入Gd-DTPA，T1WI显示增强信号。使用Gd-DTPA的MRI强化机制与CT不同。钆本身无MR信号，而是通过缩短渗透组织的T1弛豫时间，致使T1WI信号增加。MR血管造影（MRA）在骨科方面的应用包括评价肢体外伤患者的血管情况及肌骨肿瘤的血供情况。

MR关节造影（MRa）近年来应用普遍。这项技术的诊断精确性可能超过常规MRI，因为关节内结构能够通过关节囊的扩张而更好地显示。关节囊扩张可通过向关节内注入造影对比剂，如稀释的钆喷酸葡胺（钆）或生理盐水。临床上，MRa常用于评价肩部病变，如关节功能紊乱或关节软骨及盂唇病变、盂肱关节不稳定、肩袖病变等。间接MRa是在MRI检查前经静脉注入钆，也能发现肩袖撕裂，盂唇病变及粘连性关节囊炎。

尽管MRI有很多优点，但也存在许多不足。典型的禁忌证包括心脏起搏器、幽闭恐惧症等。现在的血管支架大多可以行不超过3T磁场强度的MRI扫描，但是金属物体，如强磁性外科钳夹等，可引起局部信号丢失及图像扭曲。MRI也能够产生许多种类型的伪影。

2.外周神经成像的MRI简介

近年来，随着磁共振成像技术的迅速发展，臂丛为代表的MRI技术日趋成熟，并且不断有新的技术出现。常用序列及成像技术如下。

（1）SE及FSE/TSE序列自旋回波序列、快速自旋回波序列是常规的MRI序列，自旋回波序列成像时间相对短而又不影响图像质量，可以显示外周神经及其邻近组织结构，是显示外周神经病变最基本的成像序列。快速自旋回波序列FSE（fast spin echo）或TSE（Turbo spin echo）可以获得稳定的重T2WI像，采用重复采集方式可以去除运动伪影，如脑脊液搏动伪影。FSE的优点包括缩短扫描时间；减轻运动伪影以及金属物体所致的变形，信噪比更高；分辨力较高；部分容积效应降低；可以进行任意方向上的高质量重建。在常规T1WI冠状位上，臂丛神经节后段表现为低信号线条影，T2WI上为稍高信号，周围有高信号脂肪包绕，走行自然，向锁骨下和腋窝汇集。

（2）GRE序列梯度回波（GRE）序列的主要优点就是在非常短的TR情况下仍能获得较好的图像质量，能明显缩短扫描时间，另外它可有效地减少受检者的射频能量沉积。由于TR非常短，速度较快，GRE能够进行三维成像。3DGRE的优点：能进行连续薄层面的快速容积成像；能进行各方向的高质量重建；提高了信噪比。

（3）MR脊髓造影（MR myogram，MRM）技术是MR水成像技术的一种。它是利用重T2WI及脂肪抑制技术，以获得含水丰富而流动缓慢的蛛网膜下隙的影像。

MRM采用重T2WI，TR时间显著延长，通常为6 000～10 000 ms，冠状面扫描加脂肪抑制。将得到的图像进行最大强度投影重建（MIP），即可得到脊髓造影图像，并可将图像进行不同角度旋转来观察神经根的形态，还可根据需要进行多平面重建MPR（multiple planar reconstruction），消除重叠因素，有利于显示病变细节。采用FSE序列，显示硬膜囊的边界较好，硬膜囊内脑脊液与脊髓、神经根的对比较清楚。MR脊髓造影还可采用梯度回波扫描技术，常用的是FISP（fast imaging with steady state precession）即稳态进动快速三维成像序列。图像经过MIP处理即可得到MR脊髓造影图像，采用FISP序列显示神经根鞘袖的范围更长，甚至能显示脊神经节及一小段节后神经纤维。另外，采用自旋回波与梯度回波混合的序列TGSE（Turbo gradient spin echo）也可进行MR脊髓造影成像。

（4）MR神经成像术（magnetic resonance neurography，MRN）可以使外周神经显示为高信号，并能清晰显示神经纤维束的细微结构（图2-55、图2-56）。众多学者对MRN技术进行探讨和研究，MRN的方法有两种，即重T2脂肪抑制术和扩散加权技术。重T2WI脂肪抑制序列对外周神经的显示不受神经周围脂肪多少的影响，明显提高了MRI对细小神经形态异常的检出能力。

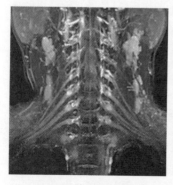

图2-55　正常臂丛图

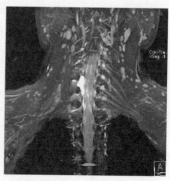

图2-56　右侧臂丛损伤

MRN对臂丛节后神经根与锁骨下束的同层显示率明显高于常规自旋回波序列,信噪比也明显高于常规自旋回波序列,但对邻近结构的解剖关系的显示比常规自旋回波序列稍差,因而可认为常规自旋回波序列仍是不可缺少的扫描序列。MRN有以下优点:① 使正常神经显示为稍高信号,能清晰辨认神经内神经纤维束等结构;② 准确判断神经损伤部位和程度;③ 准确评估病变是位于神经内、外,对判断肿瘤是否浸润神经以及选择治疗方案有重要意义。

（5）背景抑制扩散加权序列（diffusion weighted imaging with background suppression, DWIBS）扩散加权成像（DWI）是近年来MRI技术研究的热点。能够对背景脂肪和血管信号充分抑制,使臂丛神经显示为稍高信号,神经节呈明显高信号,还能够清晰显示节后神经的大体走行,较完整地显示外周神经的解剖形态,对臂丛神经干的显示尤为清晰、直观。在图像后处理过程中,可以进行最大强度投影（MIP）和多平面重建（MPR）,能够获得多角度的外周神经图像。虽然在冠状位重建图像上神经根显示欠佳,但可由横断位或平行于椎间孔的斜冠位来补偿。应用该技术能够准确评价外周神经创伤性及肿瘤性病变,特别对创伤性病变较为敏感。因为扩散加权成像可以测量感兴趣区的ADC值,通过不同B值的监测,有可能实现对外周神经病变性质的量化评估。该序列是目前评价外周神经病变值得推广的成像方法。与常规外周神经成像序列及MRN相比,DWIBS能更清晰、直观地显示外周神经。

101

（6）臂丛神经MR扫描建议　患者体位、扫描方位及采集线圈:患者取仰卧位,肩背部垫高使颈椎生理曲度和颈胸椎的生理轴线尽量变直。当颈、胸椎排列为直线或类似直线时,扫描标准线与各椎体后缘平行,当它们排列连线为曲线时,扫描线与C5～C6椎体后缘的连线平行。扫描范围上下包括C4椎体上缘至 T2 椎体下缘水平，前后包括椎体前缘和椎管后缘，两侧包括双肩关节在内。对于臂丛神经节前神经根的观察，采用轴位扫描为佳。可使用脊柱多通道线圈、表面线圈或体部多通道线圈。

3. 上肢相关的各关节的 MRI 检查

（1）MRI 相关的关节解剖 关节 MRI 检查时，需要充分考虑以下解剖生理特点：① 常规扫描时，单侧肢体关节多位于主磁场的边缘部位，即感兴趣成像区域位于主磁场的偏中心位置。要求 MR 设备具有偏中性 FOV 设定能力，否则会导致图像信噪比的下降。② 常规体位，关节的冠状轴和矢状轴与标准方位轴存在一定的角度。在 MRI 成像时，这种不平行关系要求调整扫描轴线的角度以减少部分容积笑影。③ 患者体位必须稳定舒适，减少运动伪影。

线圈的选择和定位关节的 MRI 诊断要求高的图像信噪比和高的空间分辨力，因此需要高质量的、高分辨率的多通道表面线圈。

102

关节 MRI 扫描时，一般应该同时进行正交三个方位的扫描，以获得全面立体的诊断信息。比如：肩关节 MRI 检查中，推荐首先进行水平横断面扫描，其扫描范围应上自肩锁关节水平，下达关节盂下缘。横断面图像最有利于关节盂唇病变的诊断。并有助于显示肩胛下肌腱以及冈下肌腱的病变。肩关节的冠状面和矢状面扫描定位应该在横断面图像上进行。选择显示了冈上肌腱长轴的横断面图像，平行于冈上肌腱长轴扫描即获得肩关节的冠状面，垂直于冈上肌腱长轴扫描即获得矢状面。由于这种冠状面和矢状面与标准轴位均存在一定的角度，所以又分别被称为斜冠状面和斜矢状面扫描。斜冠状面图像最有利于观察冈上肌腱和上方盂唇的病变，而斜矢状面图像最有利于显示喙肩弓同时显示肩袖的四个组分。

成像序列的选择 MRI 成像序列众多，在骨关节系统成像中如何选择呢？一般应该遵循以下3个原则：① 骨关节系统受生理运动（如呼吸、心跳）的影像较小，可以接受较长时间的扫描，因此成像速度不是选择的主要决定因素；② 骨关节构造较为复杂，组织较为多样，而且感兴趣结构多较细小，因此需要高组织对比度、高空间分辨力扫描；③ 每种关节结构都可能有其最佳的成像设定，因而最好应该结合临床情况合理选用特定的序列。

具体到肩关节MRI成像，由于SE序列具有最可靠和最容易解释的图像对比，同时又具有良好的信噪比，因此还被广泛应用，尤其是被用作标准序列进行T1W1的扫描。FSE（TSE）的图像对比和SE序列相当，又可以极大地缩短扫描时间，因此也被广泛应用于肩关节的扫描中，尤其是作为SE序列的替代进行T2W1或者双回波加权像的扫描。当然，考虑到FSE（TSE）序列的特性，一般不选用太长的回波链（≤5～7个）以减少细节模糊现象，同时经常和脂肪抑制技术联用以抑制相对亮的脂肪信号。

103

SE或FSE的双回波成像可疑同时获得质子加权像（PDW1）和T2W1，在肩关节中也应用较多。脂肪抑制的FSE PDW1显示肩关节的盂唇病变较好。

梯度回波序列（GRE）主要应用于肩关节的盂唇，其中较长TR、中等TE的T2W1为显示盂唇病变的较好手段。3D GRE序列最大的优点是可以获得比2D扫描更薄的层厚，可以更好地显示盂唇病变。

成像参数的设定众所周知，MRI成像中，图像信噪比、空间分辨力和扫描时间存在一种矛盾的动态关系，而这三者正是决定扫描参数的主要指标。对于骨关节系统而言，选择参数时首先应该保证足够的空间分辨力，其次考虑图像信噪比，最后才考虑扫描时间的长短。具体就关节MRI而言，为了保证足够的空间分辨力,FOV应该选择较小,层厚选择在3 mm,成像矩阵至少在256×192以上。

关节MRI检查中,常见的伪影如运动伪影和卷褶伪影。运动伪影的主要原因为呼吸运动经胸壁的传导。可以采用以下方法预防和纠正:① 患肢与胸壁隔开一定的距离,以隔断呼吸的传导。② 改变相位编码的方向:多数呼吸运动的传导发生在左右方向,若采用头足相位编码方向就可以减轻运动伪影。③ 预饱和技术:采用宽的预饱和带尽量饱和胸壁,可以消除呼吸运动的影响。卷褶伪影的原因主要是FOV过小。由于采用更大的FOV不可取(降低了空间分辨力),因而一般使用相位编码方向过度采集技术或者预饱和技术进行纠正。

肩关节检查也有一些特殊扫描技术:有一种被广泛应用的特殊体位扫描,即外展外旋位(abduction and external rotation, ABER)斜轴面扫描。ABER斜轴面主要应用在肩关节MRI造影中,一般完成仰卧中立位的MRI造影扫描后就立刻进行。患者仰卧,将患侧上肢的手掌枕于头下并手心朝上即构成ABER位。如果患者不能忍受此位置,则允许将患侧上肢手背搁置于额部上方,手心朝上。扫描序列一般选用脂肪饱和抑制SE T1W1,才采用双方向定位,即扫描平行于肱骨长轴并垂直于肩峰。与常规仰卧位中立位比较,ABER斜轴位由于模拟了典型前方脱位的体位,可以更好地显示前下方盂唇病变,尤其是诊断前下盂唇的不全撕裂。同时,ABER斜轴位使肩关节后上方间隙获得充分扩张,从而更容易诊断后上肩袖的损伤。

(四) 介入放射学

介入放射学按照介入的途径分类,包括经皮直接穿刺和经血管内介入等。

1.关节造影

关节造影技术是将造影剂（"阳性"造影剂——稀释的碘剂，"阴性"造影剂——空气等）注入关节腔内。尽管已经有了新的影像检查方法，部分关节造影检查已被更先进的检查技术所取代如CT和MRI，但关节造影仍是很重要的检查方法。它比超声、CT或MRI结果更易解释、评价各关节微细情况。大部分关节都能注入造影剂进行造影检查，但目前最常用的是肩、腕关节造影。造影前的常规图像很重要，因为造影剂会影响某些关节病变的显示（骨软骨体等）。关节造影对显示肩袖撕裂及肩关节囊粘连，以及剥脱性骨软骨炎，骨软骨体和肘关节软骨的细微病变都很有效。腕关节损伤中，关节造影对诊断三角纤维软骨复合体病变极具价值。评价腕部疼痛时，运用三重注射技术及联合评估腕关节数字减影关节造影图像与造影后CT及MRI影像已成为一项很有用的检查方法。

对于任何关节，关节造影都能联合数字影像（数字减影关节造影）技术（DR）、CT（CT关节造影）或MRI（MRa，MR关节造影），而提供更多信息。

关节造影的绝对禁忌证很少，即使对于碘剂高度敏感者，也是相对禁忌证，因为这种情况下可使用空气作为造影剂。

目前，以Gd-DTPA关节MRI直接造影法应用最为广泛。这种方法的优点有：① 可以随意控制关节囊的扩张程度。② 造影后进行SE T1W1扫描，关节液为高信号，与传统X射线关节造影的对比类似。③ 脂肪抑制SE T1W1扫描非常容易判断有无对比剂向关节外的外溢。

当然，这种方式也有缺点：① 需要穿刺关节腔。② 关节内注射Gd-DTPA，增加了成本，药物的安全性值得考虑。④ 也可能出现如关节感染等并发症。

对比剂的组成：主要为Gd-DTPA稀释溶液，合适的钆浓度

为 $2\sim 6$ mmol/L。对比剂的用量为 $12\sim 15$ ml。常规应用 5 ml 5% 的利多卡因和 10 ml 稀释好的 Gd-DTPA 溶液混合使用。利多卡因可以暂时缓解患肩的疼痛,从而使患者更好配合检查。

肩关节穿刺:可以采用多种途径,选择透视引导下经前上方穿刺。患者仰卧,患侧上肢置于体侧并取外旋位,透视下用金属针确定穿刺点,穿刺点位于肱骨头内上 1/4 象限的边缘,其高度约平喙突下缘水平。不用进行局部麻醉,皮肤消毒后直接利用 20 ml 注射器穿刺,针尖进抵肱骨头时有明显阻力,此时轻度内旋患侧肩关节,针尖顺势可进入关节囊。注射对比剂时要避免将空气注入关节腔内,以免引起磁化率伪影。如果肩关节腔内的积液显著,则应该先抽吸。关节穿刺应该特别注意无菌操作,可以使用预防感染的药物。

造影后的 MRI 检查:注射对比剂后,充分活动肩关节,然后进行 T1W1 扫描,一般选用脂肪饱和抑制的 SE 序列,常规扫描横断面、斜冠状面和斜矢状面。MRI 扫描与注射对比剂的时间间隔不要超过 50 min。如果注射后不能及时进行 MRI 扫描,对比剂内可混合少许糖皮质激素,以延缓滑膜的吸收。

另外,间接法肩关节 MRI 造影是通过肘前静脉注射不稀释的 Gd-DTPA 溶液(0.1 mmol/kg)后,让患者充分活动患侧肩关节(时间至少 10 min 以上),这样不但可以加速造影剂通过滑膜的扩散过程,也可以促使造影剂在关节腔内的分布更为均匀。之后常规进行 SE 序列的 T1W1 扫描。

肩关节 MRI 造影的适应证肩关节 MRI 造影主要应用于两个方面,即肩关节盂唇损伤和肩袖损伤。对于盂唇病变,可以进行肩关节 MRI 造影。这是因为,肩关节腔通常处于塌陷状态,塌陷的关节囊与盂唇重叠,严重影响诊断。通过向关节腔内引入对比剂而扩张关节囊,则可以更容易地显示盂唇的病变,但急性或亚急性脱位($1\sim 2$ 周内)不要进行操作,此时关节腔内的积液量通常较多,不能人为注射对比剂就可以获得关节造影的效果。在肩袖病变时,MRI造影有助于明确有无肩袖撕裂、区分严重的腱炎和撕裂、区分小的全层撕裂和大的部分撕裂、同时也是判断肩袖修补术后有无再次撕裂的最好手段。

2. 肌腱造影和滑囊造影 偶尔,为评价肌腱的完整性,也向腱鞘内注入造影剂。这就是肌腱造影。自从有了像CT、MRI等新的检查方法后,肌腱造影已很少采用。滑囊造影是向各种滑囊内注入造影剂。一般不采用此项检查,仅偶尔用于向肩峰下三角肌下滑囊复合体注射造影剂,以显示部分肩袖撕裂。

3. 血管造影 数字减影血管造影,通过视频及数字光盘实时采集透视的减影图像信息。这一技术在血管系统应用最广泛,也可用于关节造影。使用高性能、低噪声的视频相机能够采集注射造影剂前后的单帧图像,以用于减影。联合应用几何放大、电子放大及小阳极靶距能够使空间分辨率最大化。减影技术除了周围的组织结构,使不透X射线的血管及关节显影清晰。

107

非血管性DR可用于评价骨病变,联合应用造影剂,既称为数字减影关节造影,用于评价关节细微病变,如三角纤维软骨或腕骨间韧带撕裂,或假体置换后的稳定性评估。

DR的优势在于提高影像质量、对比的敏感度及减少曝光量。还能提供有效的影像信息存储、检索及传输。数字影像可显示于胶片或影像监控设备上。数字影像最主要的优势是影像数据低的噪声,以及在动态窗宽调节分析能力上能与CT比拟。

数字减影血管造影(DSA)常用评价血管系统疾病,也能用于评估床上、骨及软组织肿瘤。肢体创伤中,DSA能够有效地评估动脉阻塞、假性动脉瘤、动静脉瘘及动脉的横截面。DSA相对于常规影像技术的其他优势在于其影像图像能迅速及多次重复研究。骨骼减影技术能清晰显示血管结构。在评价骨与软组织肿瘤方面，DSA 对于肿瘤血管的评价非常有益。

九、超声在手外科中的应用

近年来，随着超声技术的不断发展，超声图像的分辨率不断提高。目前，高频超声已可清晰显示手及腕部的软组织，如肌腱、韧带、神经及骨皮质表面，并可根据解剖部位进行多切面扫查。彩色多普勒超声可清晰显示病变内血供情况。此外，超声检查过程中还可动态观察肌腱、关节等的实时运动，有着 CT、MRI 等检查不可替代的优势。

（一）正常周围神经的超声表现

横切面时为椭圆形，周围有较高回声包绕及包绕其间的颗粒状强回声带；纵切面时为条索状、平行排列、完全连续的低回声束，其间分隔有高回声带。神经回声与肌腱相似，但肌腱纵切面见回声稍高，细而密，排列更规则，连续性较好。实时动态扫描肢体做屈曲运动时，肌腱和韧带的位置及粗细会发生变化，而神经的位置及粗细则相对固定。

（二）周围神经损伤的超声表现

随着超声诊断仪器的不断改进和超声诊断水平的不断提高，高频超声在诊断周围神经系统病变中的重要作用已得到肯定，高频超声已能清晰地显示主要周围神经的分布、走行、粗细及其与周围组织的解剖关系，且可与健侧比较。常见神经病变的声像图特征。

1. 神经卡压

高频超声能清晰显示损伤神经的两端增粗，中间变细扁平的现象，变细扁平处即是神经的卡压处。受压处局部线性回声消失，边界模糊，其周围见与神经、肌肉组织分界不清的低或混合回声。

2. 神经断裂

完全断裂，超声表现为神经回声带连续性完全中断，损伤区为无回声或低回声结构；部分断裂，表现为线性回声连续性部分中断，中断区为无回声或低回声结构，但仍有部分正常的线性平行回声；陈旧性断裂（损伤后8～12周）伴神经瘤，表现为神经回声带连续性完全中断，神经近端直径增粗，回声稍增强但不均匀，其内部也缺乏线性回声。

3. 神经炎症

纵切面显示局部神经增粗、回声减低；横断面显示神经束特征性的"筛网状"结构消失，CDFI：神经束内血流信号较正常对侧丰富。

4. 术后神经修复情况的评估

以往对神经再生情况的检测主要通过沿神经走行方向进行Tinel征检查、临床检查神经支配区皮肤感觉，以及其所支配肌肉的功能和测定神经支配区肌肉的电生理表现。这些方式均难以在早期准确判断神经再生的情况。超声检测由于可直观显示神经束通过吻合口的情况，显示吻合口及周围瘢痕增生情况，从而大大减少了误判的可能性，对临床决定是否需再次手术探查及选择手术时机有重要指导意义。

（三）肌肉、肌腱损伤的超声表现

1. 肌肉损伤

分直接损伤（车祸、枪击伤等）和间接损伤（牵拉伤等），根据严重程度，肌肉撕裂可分为四级（表2-14）。

表2-14　肌肉撕裂分级

分级	撕裂程度及范围
0级	肌纤维可逆性损伤,不伴结缔组织的损伤
Ⅰ级	受累肌肉的体积<5%,横断面直径2～10 mm,小血肿(<10 mm)
Ⅱ级	部分撕裂,累及肌肉体积或横断面直径的5%～50%,中等血肿(<30 mm)
Ⅲ级	整个肌肉完全撕裂,断端回缩,大血肿(≥30 mm)

源自:王金锐,刘吉斌.肌肉骨骼系统超声影像学.科学技术文献出版社,2007,143

2. 肌腱损伤

一般都有明确外伤、运动或突然用力的病史,纵向撕裂表现为沿肌腱长轴裂开;完全撕裂表现为肌腱连续性中断,局部血肿形成;部分撕裂表现为肌腱变细,变厚。

(四)常见软组织肿块的超声表现

高频超声是浅表软组织肿块首选的检查方法,它能确定肿块的物理性质(囊性、实性或混合性),肿块的范围,深度以及与周围软组织的关系,通过彩色多普勒还有助于发现与辨认肿块内部及周边的血流特点。此外,有些软组织肿块因有其特征性的超声表现,因此能为临床诊断提供参考。

1. 腱鞘囊肿

典型囊肿的声像图表现,卵圆形或不规则形无回声区,边界清晰,包膜完整,后方回声增强,内部没有血流信号。腱鞘囊肿发病时间长、囊壁较厚、透声差的囊肿容易和腱鞘巨细胞瘤混淆,CDFI在肿块内显示血流信号的一般考虑为巨细胞瘤。

2. 腱鞘巨细胞瘤

表现为实性低回声肿块,无明显包膜,由于瘤组织与周边组织回声差异较大，超声显示肿块边界清晰，瘤体内部回声欠均匀，当坏死液化或钙化时，肿块内部可见无回声区或点团状强回声；CDFI示大多数肿块血供丰富。

3. 血管球瘤

实性、较均匀的低回声或中等回声团块，呈椭圆形或类圆形，瘤体与周围组织境界清晰边缘规整，包膜完整，部分瘤体后方组织受压。CDFI显示：瘤体内血流信号丰富。值得注意的是有部分的血管球瘤体积过小，二维超声无法显示，只能在CDFI上显示局部异常的血流团。

4. 血管瘤

蔓状血管瘤好发于四肢，表现为软组织内的不均质团控，边界不清，其内可见多个小无回声区及较粗大的管状无回声区。CDFI：血流信号丰富。如在肿块内显示强回声伴声影的静脉石结构，基本可以明确诊断。

5. 神经纤维瘤和神经鞘瘤

卵圆形的低回声肿块，边界清晰，内部回声均匀或不均匀，约50%的肿物后方会出现轻至中等程度的增强效应。CDFI：神经鞘瘤比神经纤维瘤丰富者多见。高频超声可以清晰地观察到与神经鞘瘤和神经纤维瘤相连接的较大神经干，而这些大的神经干正是神经鞘瘤和神经纤维瘤好发之处。从肿瘤与神经的位置关系及肿物的形态上我们可以大致区别两者，神经鞘瘤偏心生长，肿物呈椭圆形，神经纤维瘤的中心有神经通过，肿物呈梭形，近端和远端呈逐渐变细的尾状，代表着肿物"进入"和"走出"神经纤维。此外，神经鞘瘤易囊性变。

111

十、常见检验项目检查

影像学、病理、化验等辅助检查手段能帮助医生精准的完成疾病的诊断、治疗效果观察等整个医疗过程，其中化验是最常见的辅助诊断方法之一。

常用的化验项目有三大常规、肝功能、肾功能、心肌酶谱、心肌梗死及心力衰竭检测等，我们将这些化验项目及其临床意义介绍如下。

（一）血常规检测

1. 血常规项目及其生物参考区间（表2-15）

表2-15　血常规项目及其生物参考区间

参　　数	缩　写	参考范围	单　位
白细胞	WBC	4.0～10 新生儿（15～20）	10^9/L
红细胞	RBC	男（4.0～5.5） 女（3.5～5.0）	10^{12}/L
血红蛋白	HGB	男（120～160） 女（110～150）	g/L
血细胞比容	HCT	男（42～49） 女（37～48）	%
红细胞平均体积	MCV	80～100	fl
红细胞平均血红蛋白量	MCH	26～34	pg
红细胞平均血红蛋白浓度	MCHC	320～360	g/L
血小板	PLT	100～300	10^9/L
中性粒细胞%	NEU%	50.0～70.0	%
淋巴细胞%	LYM%	20.0～40.0	%
单核细胞%	MON%	3.0～8.0	%
嗜酸性细胞%	EOS%	0.5～5.0	%

(续表)

参　数	缩　写	参考范围	单　位
嗜碱性细胞%	BASO%	0.0～1.0	%
红细胞分布宽度	RDW-CV	11.9～14.5	%
血小板分布宽度	PDW	9.8～16.1	%
平均血小板体积	MPV	9.4～12.6	fl

2. 临床意义

（1）红细胞和血红蛋白检测的临床意义

1）红细胞增多

● 生理性增多：新生儿、精神紧张或兴奋、剧烈的体力劳动。

● 相对性增多：因脱水血液浓缩所致。常见于剧烈呕吐、严重腹泻、大面积烧伤、大量出汗、多尿和水的摄入量显著不足的患者。

● 绝对性增高：与组织缺氧有关。可引起继发性红细胞增多，如慢性肺源性心脏病、发绀性先天性心脏病、慢性一氧化碳中毒等。

● 真性红细胞增多症：以红细胞增多、面色砖红、肝脾肿大为特征，红细胞可达$(7～10)×10^{12}$/L。

2）红细胞减少

● 生理性贫血：妊娠期因血浆量相对增多，故红细胞相对减少。3个月的婴儿至15岁的儿童，因生长发育迅速而导致血原料相对不足，红细胞和血红蛋白可较正常人低10%～20%。老年人由于骨髓造血功能逐渐减低，均可导致红细胞和血红蛋白含量减少。

● 病理性减少：① 红细胞生成减少所致的贫血：一是因

骨髓造血功能衰竭，如再生障碍贫血、骨髓纤维化等；二是因造血物质缺乏或利用障碍引起的贫血，如缺铁性贫血、铁粒幼细胞性贫血、叶酸及维生素 B_{12} 缺乏所致的巨幼细胞性贫血。② 因红细胞膜、酶遗传性的缺陷或外来因素造成红细胞破坏过多导致的贫血，如遗传性球形红细胞增多性症、地中海贫血、阵发性睡眠性血红蛋白尿、异常血红蛋白病、免疫性溶血性贫血、心脏体外循环的大手术及一些化学、生物因素等引起的溶血性贫血。③ 失血：急性失血或消化道溃疡、钩虫病等慢性失血性所致贫血。

3）血红蛋白测定的临床意义　血红蛋白增减的临床意义大致与红细胞增减的意义相似，但血红蛋白更准确反映贫血的程度。血红蛋白的减少与红细胞的减少程度不一定呈比例。① 在小红细胞贫血时，血红蛋白的减少的程度较红细胞减少的程度更为明显，如缺铁性贫血、消化道溃疡、肠息肉、痔疮、月经过多、钩虫病等慢性反复出血等；② 在大红细胞性贫血时，红细胞减少的程度较血红蛋白更为严重，如缺乏维生素 B_{12} 或叶酸引起的营养不良性贫血及肝硬化性贫血等；③ 在大出血时，血红蛋白减少的程度基本上与红细胞减少相一致，如消化道、肺部大出血及其他原因引起的大出血，再生障碍性贫血、纯红细胞再生障碍性贫血。

4）MCV、MCH 及 MCHC 检测的临床意义（表2-16）

表2-16　MCV、MCH、MCHC检测临床意义

形态学分类	参考值范围	病　因	诊断方法
正细胞性贫血	MCV80～100 fl	再生障碍性贫血	RET计数，骨髓检查
	MCH27～34 pg	溶血性贫血	骨髓检查，RET计数，生化免疫检查

（续表）

形态学分类	参考值范围	病　因	诊断方法
正细胞性贫血	MCHC320～360 g/L	急性失血	病史及其他实验诊断
		妊娠生理性贫血	
小细胞低色素性贫血	MCV < 80 fl	缺铁性贫血	骨髓涂片、骨髓染色、血清铁蛋白检查
	MCH < 27 pg	铁粒幼细胞性贫血	
	MCHC < 320 g/L	地中海贫血	血红蛋白电泳
大细胞性贫血	MCV > 100 fl	巨幼细胞性贫血	骨髓涂片检查
	MCH > 34 pg	慢性再生障碍性贫血	骨髓涂片检查，RET计数
	MCHC320～360 g/L		
单纯小细胞性贫血	MCV < 80 fl	慢性感染	病史及其他实验诊断
	MCH < 27 pg	慢性肾炎	
	MCHC320～360 g/L		

5）红细胞体积分布宽度的临床意义

● 鉴别诊断贫血：缺铁性贫血红细胞明显大小不均，RDW明显增高；轻型β地中海贫血红细胞大小较均匀，RDW不增高。

● 缺铁性贫血的早期诊断：在缺铁性贫血临床症状出现前，RDW即明显增高。RDW只能作为IDA筛选指标，即RDW升高不应排除其他贫血的可能，但RDW正常者IDA的可能性不大（尤其是小细胞低色素性贫血）。

● 贫血的形态学分类（表2-17）

表2-17　贫血的形态学分类

RDW	MCV减低	MCV正常	MCV增高
正常	小细胞均一性	正细胞均一性	大细胞均一性
增高	小细胞不均一性	正细胞不均一性	大细胞不均一性

（2）白细胞参数的临床意义

1）中性粒细胞的变化

A.中性粒细胞生理性增多

a. 年龄：初生儿白细胞较高，一般在 15×10^9/L左右，主要为中性粒细胞，到6～9天可见下降至淋巴细胞大致相等。以后淋巴细胞逐渐增多，整个婴儿期淋巴细胞数均较高，比率可达70%。到2～3岁后，淋巴细胞逐渐下降，中性粒细胞逐渐上升，到4～5岁两者又基本相等，形成中性粒细胞和淋巴细胞变化曲线的两次交叉，至青春期时与承认基本相同。

116

b. 日间变化：在静息状态时白细胞数较低，活动和进食后较高；早晨较低，下午较高；一日之间最高值与最低值之间可相差1倍。剧烈运动、剧痛和激动可使白细胞数显著增多。如剧烈运动，可于短时间内使白细胞数高达 35×10^9/L，以中性粒细胞为主。

c. 妊娠与分娩：妊娠期白细胞常见增多，特别是最后一个月，常波动于 $(12 \sim 17) \times 10^9$/L之间，分娩时可高达 34×10^9/L。

B.中性粒细胞病理性增多

a.急性感染：急性化脓性感染时，中性粒细胞增高程度取决于感染微生物的种类、感染灶的范围、感染的严重程度、患者的反应能力。如局部感染且很轻微，白细胞总数仍可正常，但分类检查时可见分叶核百分率有所增高；中度感染时，白细胞总数

常增高大于 10×10^9/L，并伴有轻度核象左移；严重感染时总数常明显增高，可达 20×10^9/L 以上，且伴有明显的核象左移。

b. 严重的组织损伤或大量学细胞破坏：在较大手术后 $12 \sim 36$ h，白细胞数常达 20×10^9/L 以上，以中性分叶核粒细胞为主；急性心肌梗死后 $1 \sim 2$ 天内，常见白细胞数明显增高，而心绞痛则不增高；急性溶血反应时，也可见白细胞数增多。

c. 急性大出血：在脾破裂或宫外孕输卵管破裂后，白细胞数迅速增高，常达 $(20 \sim 30) \times 10^9$/L，主要是中性分叶核粒细胞。

d. 急性中毒：化学药物如安眠药、敌敌畏等中毒时，常见白细胞数增多，均以中性分叶核粒细胞为主。

e. 代谢性中毒如糖尿病酮症酸中毒及慢性肾炎尿毒症时，也常见白细胞数增多，均以中性分叶核粒细胞为主。

f. 肿瘤性增多：白细胞长期持续增多，最常见于粒细胞性白血病，其次也可见于各种恶性肿瘤的晚期，此时不但总数常达 $(10 \sim 20) \times 10^9$/L 或更多，且可有较明显的核象左移现象，呈所谓类白血病反应。

C. 中性粒细胞减少

a. 某些感染：某些革兰阴性杆菌如伤寒杆菌感染，一些病毒感染如流感，可使白细胞数均减少甚至可低到 2×10^9/L 以下。

b. 某些血液病：如典型的再生障碍性贫血时，呈全血细胞"三少"表现。此时白细胞数可少于 1×10^9/L，分类时淋巴细胞比率增高，乃因中性粒细胞严重减少所致淋巴细胞相对增多。小部分急性白血病其白细胞总数不高反而减低，称非白血性白血病，白细胞数可 $< 1 \times 10^9$/L，分类时也呈淋巴小相对增多，此时只有骨髓检查才能明确诊断。

c. 慢性理化损伤：电离辐射（如 X 射线等）、长期服用氯霉素后，可因抑制骨髓细胞的有丝分裂而致白细胞减少。

117

d. 自身免疫性疾病：如系统性红斑狼疮等。

e. 脾功能亢进：各种原因所致的脾肿大、如门脉肝硬化、班替综合征等。

D. 中性粒细胞形态变化

a. 核象左移：指外周血中杆状核粒细胞增多（5%以上）或出现晚幼粒、中幼粒、早幼粒，常伴有明显的中毒颗粒、空泡变性等。核左移常见于急性化脓性感染、急性中毒、急性溶血、白血病等。

b. 核象右移：指中性粒细胞分叶5叶以上超过3%，主要见于巨幼细胞性贫血、恶性贫血、抗代谢药物应用之后，或疾病恢复期的一过性出现。

2）淋巴细胞的变化

A. 淋巴细胞增多

a. 某些病毒或细菌感染所致的急性传染病，如风疹、流行性腮腺炎、传染性淋巴细胞增多症、传染性单核细胞增多症等。

b. 某些慢性感染，如结核病。

c. 肾移植后的排斥反应。

d. 血液系统疾病：淋巴细胞性白血病、淋巴瘤、再生障碍性贫血、粒细胞缺乏症等。

B. 淋巴细胞减少

主要见于接触放射线及应用肾上腺皮质激素或促肾上腺皮质激素时。

C. 淋巴细胞的形态变化

a. 异型淋巴细胞：分为Ⅰ型（空泡型）、Ⅱ型（不规则型）、Ⅲ型（幼稚型），主要见于传染性单核细胞增多症、病毒性肝炎、病毒性肺炎、过敏性疾病等。

b. 放射线损伤后淋巴细胞的形态学变化：核固缩、核碎裂、微核、双核淋巴细胞等。

3）单核细胞数量变化

A. 单核细胞生理性增多

儿童外周血中单核细胞较成人稍多，平均9%。

B. 单核细胞病理性增多

a. 某些感染，如亚急性心内膜炎、疟疾、黑热病、活动性肺结核、急性感染恢复期等。

b. 某些血液病，如粒细胞缺乏症恢复期、淋巴瘤、MDS等。

4）嗜酸性粒细胞生理性变化

正常人嗜酸性粒细胞白天较低，晚上较高。在劳动、寒冷、饥饿、精神因素刺激下，可减少。

A. 嗜酸性粒细胞病理性增多

a. 过敏性疾病，如支气管哮喘、血管性神经水肿、食物过敏、血清病、肠道寄生虫病（钩虫病患者，嗜酸性粒细胞可达90%以上）。

b. 某些传染病，如猩红热。

c. 某些血液病，如嗜酸性粒细胞性白血病、慢性粒细胞性白血病、霍奇金病等。

B. 嗜酸性粒细胞减少

见于伤寒、副伤寒、手术后严重组织损伤以及应用肾上腺皮质激素或促肾上腺皮质激素后。

5）嗜碱性粒细胞数量变化

增多见于：慢粒白血病、真性红细胞增多症、黏液性水肿、溃疡性结肠炎、变态反应、甲状腺功能减退等。

（3）血小板参数的临床意义

1）生理变化

● 午后血小板高于晨间，冬季高于夏季，动脉血高于静脉血，静脉血高于末梢血。

● 妇女月经期血小板降低，经期后升高。

● 新生儿血小板较少,3个月后才达到承认水平。

2)病理变化

A. 血小板减少

a. 血小板生成障碍:如急性白血病、再生障碍性贫血、某些药物性损害等。

b. 血小板破坏过多:如脾功能亢进、药物中毒、特发性血小板减少性紫癜、免疫性血小板减少性紫癜、血栓性血小板减少性紫癜、X射线照射等。

c. 血小板消耗过多:如DIC、血栓性血小板减少性紫癜等。

B. 血小板增多

a. 骨髓增生性疾病:慢性粒细胞白血病、真性红细胞增多症、原发性血小板增多症等。

b. 急性大出血、急性溶血、急性化脓性感染等。

c. 脾切除术后。

C. 平均血小板体积(MPV)的临床意义

MPV是反应骨髓造血功能的一个良好指标,但须与血小板计数联合应用。

a. PLT低、MPV增高:骨髓造血功能正常,外周血血小板破坏增多,MPV反应性增高。

b. PLT高、MPV正常:骨髓增生性疾病。

c. PLT、MPV均减低:艾滋病、骨髓纤维化、骨髓占位性病变、再生障碍性贫血、骨髓瘤、白血病化疗后、败血症。

d. PLT、MPV均增高:反应性血小板增多症。

e. 提示骨髓功能恢复的预后价值。MPV增加是白血病化疗后骨髓恢复的第一征候。在感染患者,局部炎症MPV正常,败血症时有半数MPV减低。如果MPV随血小板数持续下降,则为骨髓衰竭的征兆。MPV越小,提示骨髓抑制越严重,MPV上升后,血小板数才逐步上升。

（4）网织红细胞参数的临床意义　网织红细胞参数的意义：外周血粒细胞计数增高是移植后的早期监测依据，但是粒细胞的绝对值可能受同时发生的感染或移植排斥反应等影响，预防性输入血小板影响了对移植早期血小板制造能力的监测，因此两者均不理想。网织红细胞计数是一个独立检测骨髓造血恢复的参数。移植21天，RET# $> 15 \times 10^9$/L，通常不与移植并发症相关。且感染和输血也不会影响网织红细胞计数的趋势；但若RET# $< 15 \times 10^9$/L，并伴随中性粒细胞和血小板的部分上升，可能提示骨髓移植失败。IRF是骨髓移植和肾移植的早期监测指标，IRF在监测移植后比网织红细胞计数敏感，首先是IRF升高，其次是网织红细胞计数升高。而且IRF与和血浆红细胞生成素（EPO）含量联合起来可作为检测EPO-骨髓轴功能的早期指标。

（二）尿液常规检测

121

1. 生物参考区间

- pH：随机尿pH4.5～8.0，多数标本为5.5～6.5，平均为6.0
- 比密：1.001～1.03
- 蛋白质：0～0.25 g/L
- 亚硝酸盐：阴性
- 胆红素：0～17 μmol/L
- 尿胆原：0～17 μmol/L
- 酮体：0～0.5 mmol/L
- 尿糖：0～3 mmol/L
- 白细胞：0～25/ml
- 红细胞：0～10/ml

2. 临床意义

（1）尿干化学各项检测临床意义

1) pH

● 尿 pH 降低：酸中毒、慢性肾小球肾炎、痛风、糖尿病等排酸增加；呼吸性酸中毒，因 CO_2 潴留等，尿多呈酸性。

● 尿 pH 升高：频繁呕吐丢失胃酸、服用重碳酸盐、尿路感染、换气过度及呼吸性碱中毒，尿呈碱性。

2) 尿比密

● 高比密尿：可见于高热、脱水、心功能不全、周围循环衰竭等尿少时；也可见于尿中含葡萄糖和碘造影剂时。

● 低比密尿：经常排出比密接近于 1.010（与肾小球滤液比密接近）的尿称为等渗尿，主要见于慢性肾小球肾炎、肾盂肾炎等导致远端肾单位浓缩功能严重障碍的疾病。

● 有助于对糖尿病和尿崩症这两种多尿疾病的鉴别。尿崩症时，尿量极大，比密很低，几乎近于 1；而糖尿病时，尿中含有大量葡萄糖，比密增高。

3) 蛋白质

● 尿液蛋白质检查，除了主要应用于肾脏疾病的诊断、治疗观察、预后之外，还可以用于全身性疾病及其他疾病的过筛试验。病理性蛋白尿可分为：

A. 肾前性蛋白尿：见于① 浆细胞病：如多发性骨髓瘤、巨球蛋白血症、浆细胞白血病等。② 血管内溶血性疾病：如阵发性睡眠性血红蛋白尿等。③ 大面积肌肉损伤：如挤压伤综合征、电灼伤、多发性肌炎、进行性肌肉萎缩等。④ 酶类增高：如急性单核细胞性白血病尿溶菌酶增高，胰腺炎严重时尿淀粉酶增高等。

B. 肾性蛋白尿

a. 肾小球性蛋白尿：① 肾病综合征：蛋白尿以清蛋白为主，少量小相对分子质量蛋白，如 β_2-M。蛋白的含量较高，定性试验多数为 +++～++++，定量试验常为 3.5～10 g/d，最多可达

20 g/d。② 原发性肾小球肾炎：如急性肾炎、慢性肾炎、膜性肾炎、膜增生性肾炎、肾衰竭等。③ 继发性肾小球疾病：糖尿病肾病：由于肾体积扩大，肾小球毛细血管扩张，基底膜增厚，随着清蛋白排泄率增高，早期尿中即出现微量清蛋白，临床肾病期尿蛋白常＞0.5 g/d。狼疮性肾炎：肾小球毛细血管丛有免疫复合物沉着和基底膜增厚，轻型损害时，尿蛋白多在＋～＋＋之间，定量为0.5～2 g/d。妊娠中毒症：正常妊娠时，肾小球滤过率增高及体位压迫（约占20%），尿蛋白可轻度增高；但妊娠中毒症者，尿蛋白多为＋～＋＋，严重时可达＋＋＋～＋＋＋＋，定量可＞5 g/d。

b. 肾小管蛋白尿：① 肾小管间质病变：如间质性肾炎、肾盂肾炎、Fanconi综合征、肾小管酸中毒等。② 重金属中毒：如汞、镉、铋、砷、铀等，重金属类引起中毒性肾间质病变。③ 药物中毒：某些抗生素如庆大霉素、卡那霉素、多粘菌素等；中草药类如马兜铃、木通等；有机溶剂如苯中毒等。④ 器官移植：如肾移植排斥反应等。

123

以上肾小球性和肾小管性蛋白尿，又称为肾性蛋白尿。

c. 肾后性蛋白尿：① 泌尿、生殖系炎症反应：如膀胱炎、尿道炎、前列腺炎、精囊炎等。② 泌尿系结石、结核、肿瘤等。③ 泌尿系邻近器官疾病：如急性阑尾炎、慢性盆腔炎、宫颈炎、盆腔肿瘤等，泌尿系邻近器官炎症或肿瘤刺激。④ 其他病理性蛋白尿。

4）亚硝酸盐

阳性多见于由于大肠埃希菌引起的尿路感染。

5）尿糖

尿糖检查，主要是作为糖尿病的筛检和病情判断的检测指标，但尿糖检查时，应同时检测血糖，以提高诊断准确性。

A. 血糖增高性糖尿

a. 摄入性糖尿：摄入增多、输入性增多，摄入大量的糖类食品、饮料、糖液时，静脉输注高渗葡萄糖溶液后可引起血糖短暂性增高而导致糖尿。

b. 应激性糖尿：由于情绪激动、脑血管意外、脑溢血、颅脑外伤等情况下，脑血糖中枢受刺激，导致肾上腺、胰高血糖素分泌增高，出现暂时性高血糖和一过性糖尿。

c. 代谢性糖尿：由于内分泌激素分泌失常，糖代谢发生紊乱引起高血糖所致。典型的代谢性疾病是糖尿病。糖尿病：由于胰岛素分泌量相对不足或绝对不足，使体内各组织对葡萄糖的利用率减低，葡萄糖在血液内浓度过高，从尿中排出。糖尿病如并发肾小球动脉硬化症，则因肾血流量减低，肾小球滤过率减低，肾糖阈增高，此时尽管血糖已超过一般的肾糖阈，尿糖检查仍可呈阴性；轻型糖尿病患者，其空腹血糖含量可能正常或轻度增高，尿糖检查亦可呈阴性，但进餐后 2 h，由于负载增高，可出现血糖增高，尿糖阳性，因此，疑糖尿病时，应该同时检查血糖、尿糖（定性/和定量）、餐后 2 h 尿糖，还应该进一步做糖耐量试验，以明确糖尿病的诊断；但对胰岛素依赖的患者，尿糖检测结果与血糖的对应性较差，因而，宜用血糖监测患者的治疗。

d. 内分泌性糖尿：内分泌激素中，除胰岛素使血糖浓度减低外，生长激素、甲状腺激素、肾上腺激素、糖皮质激素、胰高血糖素等都使血糖增高。① 甲亢患者食欲亢进、心率加快，从而促使胃肠的蠕动、血流加快，促进糖的吸收引起进餐 0.5～1 h后，血糖过高，出现糖尿；但空腹血葡萄糖和餐后 2 h 血糖正常。② 垂体前叶功能亢进：如肢端肥大症，由于生长激素分泌过多，引起血糖增高出现糖尿。③ 嗜铬细胞瘤：由于肾上激素及去甲肾上腺素的大量分泌，致使磷酸化酶活性增高，促进肝糖原降解为葡萄糖，引起血糖增高而出现糖尿。④ Cushing（库欣）综合征：由于大量分泌糖皮质激素，使糖原异生作用旺盛,抑制糖磷酸激酶和对抗胰岛素作用,引起血糖增高,而出现糖尿。

B. 血糖正常性糖尿(normoglycemic glycosuria)又称肾性糖尿(renal glucosuria)。出现糖尿的原因是由于肾小管对滤过液中葡萄糖重吸收能力减低,肾糖阈减低所致的糖尿。如① 家族性肾性糖尿:为先天性糖尿,如Fanconi综合征患者,空腹血糖、糖耐量试验均正常,但由于先天性近曲小管对糖的重吸收功能缺损,空腹糖糖则为阳性。② 新生儿糖尿:因肾小管对葡萄糖重吸收能力还不完善所致。③ 后天获得性肾性糖尿:可见于慢性肾炎、肾病综合征,伴有肾小管损伤者。④ 妊娠期或哺乳期妇女:因细胞外液容量增高,肾滤过率增高而近曲小管的重吸收能力受到抑制,使肾糖阈减低,出现糖尿;但如出现持久且强阳性尿糖时,应进一步检查原因。

C. 其他糖尿:血液中除了葡萄糖外,其他糖类有乳糖(lactose)、半乳糖(palactose)、果糖(fructose)、戊糖(pentose)、蔗糖(sucrose)等;这些糖经肾滤过后,也是通过肾小管重吸收,在尿液中含量极微。如果进食过多或受遗传因素影响,体内糖代谢失调后,亦可使血液中浓度增高,易出现相应的糖尿:乳糖尿(lactosuria)、半乳糖尿(galactosuria)、果糖尿(fructosuria)。

125

6) 尿酮体　尿酮体检查主要用于糖代谢障碍和脂肪不完全氧化疾病或状态的诊断强阳性试验结果具有医学决定价值。

A. 糖尿病酮症酸中毒① 早期诊断:糖尿病由于未控制或治疗不当,当酮体增高而引起酮症,尿酮体检查有助于糖尿病酮症酸中毒早期诊断(尿酮体阳性),并能与低血糖、心脑疾病乳酸中毒或高血糖高渗透性糖尿病昏迷相区别(尿酮体阴性)。但应注意,当患者肾功能严重损伤肾阈值增高时,尿酮体排出反而减低,甚至完全消失。② 治疗检测:糖尿病酮症酸中毒早期病例中,主要酮体成分是β-羟丁酸(本试带法无法测定),而乙酰乙酸很少或缺乏,此时测得结果可导致对总酮体量估计不足。当糖尿病酮症酸中毒症状缓解之后,β-羟丁酸转变为乙酰乙酸含量比急性期早期增高,此时易造成对病情估计过重。因此,必须注意病程发展,并与临床医生共同分析测定结果。③新生儿:出现尿酮体强阳性,应怀疑为遗传性疾病。

　　B.非糖尿病性酮症者:如应急状态、剧烈运动、饥饿、禁食(包括减肥者)过久、饮食缺乏糖类或为高脂肪饮食,感染性疾病如肺炎、伤寒、败血症、结核等发热期,严重腹泻、呕吐、包括妊娠反应性、全身麻醉后等均可出现酮尿。

　　C.中毒:如氯仿、乙醚麻醉后、磷中毒等。服用双胍类降糖药物等,由于药物抑制细胞呼吸,可出现血糖减低而尿酮体阳性的现象。

　　7)胆红素　阳性见于肝细胞性黄疸、阻塞性黄疸和急性血管内溶血。

　　8)尿胆原　阴性见于阻塞性黄疸,阳性见于肝细胞性黄疸,强阳性见于溶血性黄疸。

　　9)隐血　同UF-100红细胞检测临床意义

　　10)白细胞　同UF-100白细胞检测临床意义

　　(2)UF-100各项检测临床意义

　　1)红细胞

　　生理性:青少年在剧烈运动、急行军、冷水浴,久站或重体力劳动后可出现暂时性镜下血尿。女性患者还应注意月经污染问题。

　　病理性:尿内红细胞增加提示泌尿系统自身疾病,如泌尿系统各部位的炎症、肿瘤、结核、创伤等;全身其他系统的疾病,各种原因引起的出血性疾病,如特发性血小板减少性紫癜、血友病等;泌尿系统附近器官的疾病:如前列腺炎、精囊炎等。

2）白细胞　尿内白细胞增加,表示泌尿系统有化脓性炎症,常见于肾小球肾炎、泌尿系结石、结核或恶性肿瘤;女性阴道炎、宫颈炎、附件炎;肾移植后发生排斥反应,可出现大量淋巴及单核细胞;肾盂肾炎活动期或慢性肾盂肾炎的急性发作期可见闪光细胞,膀胱炎、前列腺炎、阴道炎也偶尔见到。

3）管型

● 透明管型持续多量出现,同时可见红细胞时,表示肾小管上皮细胞有剥落现象,说明肾脏有严重的病变。

● 细颗粒管型偶见于正常尿液中,常见于运动后、脱水及发热时,如大量出现,提示存在肾实质损伤的可能。

● 粗颗粒管型多见于慢性肾小球肾炎或肾病综合征。若颗粒管型与透明管型同时存在,多见于急性和慢性肾小球肾炎、严重感染及肾动脉硬化等。

● 上皮细胞管型,常出现于肾病、长期高热、子痫、重金属中毒及肾淀粉样变性等患者的尿液中。

127

● 白细胞管型,常出现于急性肾小球肾炎、狼疮性肾炎、多发性肾炎、肾盂肾炎和细菌尿伴有尿路感染等患者的尿液中。

● 红细胞管型常出现于急性肾小球肾炎、急性肾炎、慢性肾炎急性发作期及溶血性输血反应等患者的尿中。

● 混合管型(含有红细胞、白细胞、肾上皮细胞及颗粒等多种成分)的出现表示肾小球肾炎反复发作、出血和血管坏死,常见于活动性肾炎、肾病综合征进行期、结节性动脉周围炎、狼疮性肾炎及恶性高血压等患者的尿液中。

● 蜡样管型的出现表示肾小管有严重的变性坏死,常见于重症肾小球肾炎,尤其慢性肾小球肾炎后期及肾淀粉样变等患者的尿液中。

● 脂肪管型见于类脂性肾病及肾小球肾炎等患者的尿液中。

● 血红蛋白管型常出现于急性出血性肾炎、血红蛋白尿、骨折及溶血反应引起的肝胆系统疾患等患者的尿液中。

4）上皮细胞

● 正常人尿沉渣中可偶见肾小管上皮细胞。肾小管上皮细胞在急性肾小球肾炎时最为多见。成堆出现时，表示肾小管有坏死性病变。肾移植后一周内，尿内可发现较多的肾小管上皮细胞，随后可逐渐减少至恢复正常。当发生排斥反应时，尿中可再度出现成片的肾小管上皮细胞。

● 移行上皮细胞在肾盂、输尿管、膀胱和尿道近膀胱段等部位发生炎症、肿瘤时，尿沉渣中较常见。

● 鳞状上皮细胞在输尿管下部、膀胱、尿道和阴道的表层有炎性病变时，可大量出现，但也可见于女性白带污染的尿标本。

5）结晶和盐类检查的临床意义

● 酸性尿液中可见的结晶和盐类

尿酸结晶、非晶性尿酸盐、草酸钙结晶、硫酸钙结晶、马尿酸结晶，一般无临床意义，但在新鲜尿液中如大量出现且伴有红细胞，又有肾或膀胱刺激症状，多为肾、输尿管或膀胱结石的征兆。

胱氨酸结晶、亮氨酸结晶和酪氨酸结晶，多见于急性肝萎缩、急性磷中毒、白血病等患者的尿液中。

胆固醇结晶，正常尿液中少见，多出现于膀胱炎、肾盂肾炎或乳糜尿等尿液中。

● 碱性尿液中可见的结晶和盐类

磷酸氨镁结晶、磷酸钙结晶、非结晶形磷酸盐、碳酸钙结晶、尿酸钙结晶，一般无临床意义，但在新鲜尿液中如大量出现且伴有红细胞，又有肾或膀胱刺激症状，可能为肾、输尿管或膀胱结石的征兆。

尿酸铵结晶，一般无任何意义。小儿或婴幼儿尿液中多见，如在新鲜尿液中出现时，则表示膀胱已受细菌感染。

128

（三）粪便常规检测

1. 生物参考区间

（1）颜色　正常人的粪便为黄褐色，婴儿粪便呈黄绿或金黄色。

（2）性状　正常粪便为柱状软便。

（3）显微镜检查　正常人粪便：无红、白细胞，无寄生虫卵。

2. 临床意义

（1）颜色　正常人的粪便为黄褐色（因粪胆素所致）；婴儿粪便呈黄绿或金黄色，这是由于缺乏正常肠道菌群所致的胆红素性粪便（非粪胆素色）；一些腹泻或由于使用肠道抗菌药物，也可引起相同的结果。

1）灰白色　又称白陶土样便，由于胆汁减少或缺如，以致粪胆素相应减少与脂肪存在过多所致。主要见于各种原因引起的阻塞性黄疸。行钡餐造影术后，可因排出硫酸钡而使粪便呈灰白色。

129

2）鲜红色　粪便带有鲜血，见于肠道下段出血的疾病，如结肠或直肠癌、痢疾、痔出血等。

3）绿色　乳儿消化不良时，大便可为绿色稀便，是肠蠕动过快、胆绿素由便中排出之故。

4）黑色　上消化道出血或食用猪牛等动物及服用铁剂、活性炭、中药等均可使粪便呈黑色。

（2）性状　正常粪便为柱状软便，由于一些病理因素，可致粪便的形状发生改变。

1）稀便　因肠蠕动亢进或分泌增多所致，见于各种感染或非感染性腹泻，尤其是急性胃肠炎；伪膜性肠炎可导致大量黄绿色稀便，并含有膜状物。

2）米泔样便　呈白色淘米样，内含黏液片块，量大：见于霍乱、副霍乱患者的标本。

3）柏油样便　粪便呈暗褐色或黑色，质软，富有光泽宛如柏油。其黑色乃因上消化道出血，红细胞经胃酸消化破坏后所形成的硫化铁；其光泽乃因硫化铁刺激小肠分泌过多黏液所致。上消化道出血50～70 ml，粪便即可呈暗褐色甚至柏油样。隐血试验呈强阳性。服用活性炭、铁剂等之后，也可排黑便，但无光泽，且隐血试验阴性。

4）黏液便　正常粪便中的少量黏液因与粪便充分混匀不易检出，一旦有肉眼可见的黏液说明其量增多。小肠炎症时，增多的黏液均匀地混于粪便中。来自大肠病变之黏液，多因粪便已逐渐成形而附着于粪便表面。单纯黏液便之黏液无色透明稍黏稠，而黏液脓性便则呈黄白色不透明。

5）脓性及脓血便　出现于下段肠道有炎症时。常见于痢疾、溃疡性结肠炎、结肠或直肠癌等。脓或血的多少取决于炎症的类型及其程度。在阿米巴痢疾时，以血为主，呈暗红色稀果酱样；细菌性痢疾时则以黏液和脓为主，可混有新鲜血液。

（3）显微镜检查

1）正常人粪便　无红、白细胞，无寄生虫卵。

2）白细胞　小肠炎症时，白细胞数量＜15个/HP，均匀混合于粪便中，且细胞已被部分消化难以辨认。结肠炎症如细菌性痢疾时，白细胞大量出现，可见白细胞呈灰白色，细胞质中充满细小颗粒，核不清楚，呈分叶状，细胞肿大，边缘已不完整或已破碎，出现成堆的脓细胞。若滴加并乙酸，细胞质和核清晰可见。过敏性肠炎、肠道寄生虫病（阿米巴痢疾或钩虫病）时还可见较多的嗜酸性粒细胞，同时常伴有夏科–雷登结晶。

3）红细胞　上消化道出血时，红细胞多因胃液及肠液而破坏，可隐血试验予以证实。下消化道炎症（如细菌性痢疾、阿米巴痢疾、溃疡性结肠炎）、外伤、肿瘤及其他出血性疾病时，可见到多少不等的红细胞。在阿米巴痢疾的粪便中以红细胞为主，成堆存在，并有破碎现象。在细菌性痢疾时红细胞少于白细胞，常分散存在，形态多正常。

4）巨噬细胞　细胞中较中性粒细胞大，核形态多不规则，细胞质常有伪足状突起，内常吞噬有颗粒或细胞碎屑等异物。粪便中出现提示为急性细菌性痢疾，也可见于急性出血性肠炎或偶见于溃疡性结肠炎。

5）肠黏膜上皮细胞　整个小肠和大肠黏膜的上皮细胞菌为柱状上皮细胞。在生理情况下，少量脱落的上皮细胞大多被破坏，故正常粪便中不易发现。当肠道发生炎症，如霍乱、副霍乱、坏死性肠炎等时，上皮细胞增多。假膜性肠炎时，粪便的黏膜块中可见到数量较多的肠黏膜柱状上皮细胞，多与白细胞共同存在。

6）肿瘤细胞　乙状结肠癌、直肠癌患者血性粪便涂片染色，可见到成堆的癌细胞，但形态多不典型，不足以为证。

131

7）大量肌纤维、淀粉颗粒、脂肪球等　见于消化道不良或胰腺外分泌功能不全。

8）寄生虫卵　见于相应的寄生虫病。

（四）出凝血检测

1. 血浆凝血酶原时间（PT）

（1）生物参考区间

PT：11～14.3 s　PTR：1.0±0.05　INR：1.0±0.1

（2）临床意义　PT为外源性凝血途径检查的筛选试验，是综合反映凝血因子Ⅱ、Ⅴ、Ⅶ、Ⅹ等含量及其活性的指标，可作为口服香豆素类抗凝剂（如华法林等）治疗监测的敏感指标。

1）延长　见于外源性凝血系统的因子Ⅱ、Ⅴ、Ⅶ、Ⅹ先天或获得性减少、缺乏，DIC的低凝期及继发性纤溶亢进期，原发性纤溶症,维生素K缺乏症,肝脏疾病,循环血液中有抗凝物质增加,纤维蛋白降解产物(FDP)增多和口服香豆素类药物等。

在服用华法林等抗凝药物后,患者PT延长,INR增大,INR过大有导致出血的危险。国际上规定使用华法林后INR允许范围是:

- 手术前处理:非髋部手术 $1.5\sim2.5$;髋部手术 $2.0\sim3.0$;
- 预防静脉血栓: $2.0\sim3.0$;
- 活动性或反复发生的静脉血栓、肺栓塞及其预防: $2.0\sim4.0$;
- 预防动脉血栓和栓塞,包括换心脏瓣膜(机械瓣): $2.0\sim4.0$。

2)缩短　主要见于凝血亢进,如先天性V因子增多症、口服避孕药、血栓性疾病等。

2. 血浆部分凝血活酶时间(APTT)

(1)生物参考区间

APTT: $31.5\sim43.5$ s

(2)临床意义

1)延长　若超过正常对照10 s以上即为延长。主要见于内源性凝血途径各因子的先天或获得性减少、缺发、纤溶增强、血浆抗凝物质的存在。

2)缩短　主要见于血栓性疾病和血浆处于高凝状态。

3)监测肝素抗凝治疗,是检测普通肝素的首选指标,使用中,大剂量的肝素时必须作监测,以APTTR为 $1.5\sim2.5$ 为佳。

(五)肝功能检测

1. 总胆红素(TBIL)检测

(1)生物参考区间

血清或血浆: $2.0\sim18$ mmol/L

(2)临床意义　胆红素测定数据用于诊断和治疗肝脏疾病、溶血性疾病、血液和代谢疾病,包括肝炎和胆囊阻塞。

1）血清总胆红素增高

● 病毒性肝炎、中毒性肝炎或肝癌、肝内或肝外胆道阻塞、溶血性疾病、新生儿生理性黄疸、Crigler-Najjar综合征、Gilbert病和Dubin-johnson综合征等。

● 各种黄疸患者，血清胆红素总量均增高，溶血性黄疸时，间接胆红素增加，直接胆红素轻微增加；肝细胞黄疸时，间接胆红素与直接胆红素增加；阻塞性黄疸时，直接胆红素大量增加。

2）血清总胆红素降低：无临床意义

2. 总蛋白（TP）检测

（1）生物参考区间

血清或血浆：61～83 g/L

（2）临床意义 总蛋白测定数据用于诊断和治疗与肝脏、肾脏或骨髓有关的疾病以及其他代谢或营养疾病。

1）血清总蛋白浓度增高

● 血清中水分减少，而使总蛋白浓度相对增高。凡体内水分的排出大于水分的摄入时，均可引起血浆浓缩，尤其是急性失水时（如呕吐、腹泻、高热等）变化更为显著，血清总蛋白浓度有时可达100～150 g/L。又如休克时，由于毛细血管通透性的变化，血浆也可以发生浓缩。慢性肾上腺皮质机能减退患者，由于钠的丢失而致继发性水分丢失，血浆也可出现浓缩现象。

● 蛋白质合成增加。大多发生在多发性骨髓瘤患者，此时主要是球蛋白的增加量可超过52 g/L，总蛋白则可超过100 g/L。以及巨球蛋白血症、多发性硬化病和某些慢性感染造成球蛋白（多克隆）升高的一些慢性病。

2）血清总蛋白浓度减低

● 血浆中水分增加，血浆被稀释。如静脉注射过多低渗性溶液或因各种原因引起的水钠潴留。

● 吸收不良和消耗增加。长期食物中的蛋白质含量不足或慢性肠道疾病所引起的吸收不良,使体内缺乏合成蛋白质的原料,或因长期患消耗性疾病,如严重结核病,甲状腺功能亢进和恶性肿瘤等,均可能造成血清总蛋白浓度降低。

● 合成障碍,主要是肝功能障碍。肝脏是合成蛋白质的唯一场所,肝脏功能严重损害时,蛋白质的合成减少,以白蛋白的下降最为显著。

● 蛋白质丢失。严重烫伤时,大量血浆渗出,或大出血时,大量血液的丢失;肾病综合征时,尿液中长期丢失蛋白质,溃疡性结肠炎可从粪便中长期丢失一定量的蛋白质,这些均可以使血清总蛋白浓度降低。

3. 白蛋白(ALB)检测

(1)生物参考区间

血清或血浆:35～50 g/L

(2)临床意义 人血白蛋白在肝脏合成,白蛋白测定数据用于诊断和治疗主要与肝和(或)肾有关的多种疾病。

1)人血白蛋白浓度增高

● 人血白蛋白浓度增高常由于严重失水、血浆浓缩所致,而并非白蛋白绝对量的增加,如严重腹泻、呕吐造成的脱水等。临床上尚未发现单纯白蛋白浓度增高的疾病,而以白蛋白浓度降低为多见。

2)人血白蛋白浓度降低

● 白蛋白浓度降低的原因与总蛋白浓度降低的原因相同,但有时总蛋白的浓度接近正常,而白蛋白的浓度降低,同时伴有球蛋白浓度的增高。急性白蛋白浓度降低主要由于急性大量出血或严重烫伤时血浆大量丢失。慢性白蛋白浓度降低主要由于肝脏合成白蛋白功能障碍,腹水形成时白蛋白的丢失和肾病时尿液中的丢失。营养不良和消耗增加的疾病，也会导致白蛋白降低。

● 妊娠，尤其是妊娠晚期，由于体内对蛋白质的需要量增加，同时又伴有血浆容量增高，人血白蛋白可明显下降，但分娩后可迅速恢复正常。

● 文献报道，还有极少数先天性白蛋白缺乏症病例，由于白蛋白合成障碍，血清中几乎没有白蛋白，但患者不出现浮肿。

4. 丙氨酸氨基转移酶（ALT）检测

（1）生物参考区间

血清或血浆：0～64 U/L

（2）临床意义　人体许多脏器都含有ALT，其分布大致为肝＞肾＞心＞肌肉。

1）增高　见于病毒性肝炎、药物中毒性肝炎、肝癌肝硬化、慢性肝炎、阻塞性黄疸、胆管炎等。

2）降低　临床意义不大。

5. 天门冬氨酸氨基转移酶（AST）检测

（1）生物参考区间

血清或血浆：0～64 U/L

（2）临床意义　AST在身体中分布广泛，而以心脏和肝脏含量为多。

1）增高　在心肌梗死急性发作时显著增高，心肌炎、肝炎、肝癌等依据损伤程度不同，有不同幅度的升高。

2）降低　临床意义不大。

6. 碱性磷酸酶（ALP）检测

（1）生物参考区间

血清或血浆：1～12岁＜500；13～17岁＜750；18岁以上40～150 U/L

（2）临床意义　ALP几乎存在于机体各个组织，但以骨骼

135

与牙齿、肾脏和肝脏中含量较多,儿童时期含量尤多。ALP主要由成骨细胞产生,如骨骼疾病,特别有新骨质生成时,血液内ALP活力增高。

1)增高　常见于变形性骨变、成骨不全症、骨质软化症、骨质性肉瘤、阻塞性黄疸、急性和慢性黄疸性肝炎、肝癌。其他如甲状腺功能亢进、佝偻病等阻碍ALP由胆汁排出,血液内ALP活力增高。

2)降低　见于重症、慢性肾炎、甲状腺功能不全、贫血等。

7. g-谷氨酰转移酶(GGT)检测

(1)生物参考区间

血清或血浆：0～47 U/L

(2)临床意义

γ-谷氨酰转移酶测定数据用于诊断和治疗酒精肝硬化及第一期和第二期肝肿瘤等肝脏疾病。

1)GGT主要用于诊断肝胆疾病。原发性肝癌、胰腺癌和乏特壶腹癌时,血清GGT活力显著升高。

2)嗜酒或长期接受某些药物如苯巴比妥、苯妥英钠、安替比林等患者,血清GGT活性常常升高。

3)但是,GGT作为肝癌标志物的特异性欠佳,急性肝炎、慢性肝炎、慢性肝炎活动期、阻塞性黄疸、胆道感染、胆石症、急性胰腺炎时都可以升高。

(六)肾功能检测

1. 尿素(Urea)检测

(1)生物参考区间

血清或血浆：2.5～6.5 mmol/L

(2)临床意义　尿素测定数据用于诊断和治疗某些肾脏和代谢疾病。

1）血尿素增高

● 肾前性：如上消化道出血、严重感染和饮食中蛋白过多等。

● 肾性：如急性肾小球肾炎，肾病晚期，肾衰竭，慢性肾盂肾炎，中毒性肾炎等。

● 肾后性：尿路结石，尿道狭窄，前列腺肥大，膀胱肿瘤等尿路阻断性疾病。

2）血尿素降低　肝脏疾病、妊娠女性、贫血、烧伤患者、蛋白质摄入不足等患者。

2. 肌酐（Crea）检测

（1）生物参考区间

血清或血浆：50～110 mmol/L

（2）临床意义　肌酐测定数据用于诊断和治疗肾脏疾病、监控肾透析，以及作为其他尿分析物测定的数据计算基础。肌酐为肌肉磷酸肌酸的能量代谢产物，于肾脏清除，肾小管几乎不吸收。用于肾功能评价较BUN敏感，使临床反应肾小球滤过率的较好指标。肌酐产量与肌肉量平行，故也可作为肌肉量的评价指标。

137

1）血肌酐增高

● 肾小球滤过率降低或肾血流量减少，如急性肾小球肾炎肾病晚期、肾衰竭、慢性肾盂肾炎、充血性心力衰竭（CHF）、休克、各种原因的失水。

● 肌肉量增大：如肢端肥大症、巨人症、健美运动员、同化激素治疗等。

2）血肌酐降低

● 清除增多：如尿崩症、妊娠等。

● 产生减少：如肌肉萎缩、肌营养不良、蛋白质热营养不良、恶病质、多肌炎和皮肌炎、甲状腺功能亢进症、老年人、活动减少和肝功能障碍等。

3. 尿酸（UA）检测

（1）生物参考区间

血清或血浆：$0.15 \sim 0.42$ mmol/L

（2）临床意义　尿酸测定数据用于诊断和治疗多种肾脏和代谢疾病，包括肾衰竭、痛风、白血病、银屑病、饥饿或其他消耗性病状，以及使用细胞毒素药物的患者。

1）血清尿酸测定对痛风诊断最有帮助，痛风患者血清中尿酸增高，但有时亦会出现正常尿酸值。

2）在核酸代谢增加时，如白血病、多发性骨髓瘤、真性红细胞增多症等血清尿酸值亦常见增高。

3）在肾功能减退时，常伴有血清尿酸增高。

4）在氯仿中毒、四氯化碳中毒、子痫、妊娠反应及食用富含核酸的食物等，均可引起血中尿酸浓度含量增高。

4. 胱抑素 C（CysC）检测

（1）生物参考区间

血清或血浆：$0.54 \sim 1.2$ mg/L

（2）临床意义　评价肾小球滤过率方面具有重要意义，优于血清肌酐、尿素及肌酐清除率。

（七）血脂检测

1. 总胆固醇（TC）检测

（1）生物参考区间

血清或血浆：$2.8 \sim 5.80$ mmol/L

（2）临床意义　血清胆固醇水平受年龄、家庭、性别、遗传、饮食、精神等多种因素影响，且男性高于女性，体力劳动者低于脑力劳动者。作为诊断指标，胆固醇不够特异，也不够灵敏，只能作为某些疾病，特别是动脉粥样硬化的一种危险因素。因此，测定胆固醇常作为动脉粥样硬化的预防、发病估计、疗效观察的参考指标。

1）胆固醇增高

● 原发性高脂蛋白血症：脉粥样硬化所致的心、脑血管疾病。

● 继发性高脂蛋白血症：阻塞性黄疸、甲状腺功能减退症、类脂性肾病、肾病综合征、糖尿病等。

● 长期吸烟、饮酒、精神紧张和血液浓缩等。

● 应用某些药物，如环孢素、糖皮质激素、阿司匹林、口服避孕药、β肾上腺素能阻滞剂等。

2）胆固醇减低

● 甲状腺功能亢进症，严重的肝脏疾病、如肝硬化和急性重型肝炎，贫血、营养不良和恶性肿瘤。

● 应用某些药物，如雌激素、甲状腺激素、钙拮抗剂等。

2. 三酰甘油（TG）检测

（1）生物参考区间

血清或血浆：< 1.8 mmol/L

（2）临床意义 三酰甘油测定数据用于诊断和治疗糖尿病、肾变病、肝阻塞、其他与脂肪代谢相关的疾病、以及多种内分泌疾病。

1）三酰甘油增高

● 食物中摄取脂肪过多。

● 肝脏从糖和游离脂肪酸中产生三酰甘油过多。在正常情况下，肝脏以合成卵磷脂为主，当肝功能障碍或缺乏合成卵磷脂的必要条件时，则合成三酰甘油能力大为增强。

● 体力活动减少时，三酰甘油分解也少，血中三酰甘油增多。

● 原发性高脂血症，由于脂蛋白酶缺乏或减少。

● 肥胖症、动脉硬化、阻塞性黄疸、糖尿病、肾病综合征、胰腺炎、甲状腺功能减退、长期饥饿和高脂饮食后均可使血中三酰甘油增高。饮酒以后可使三酰甘油假性增高。

● 三酰甘油与血栓形成也有密切关系，三酰甘油升高与冠心病的发生、脑血管栓塞性疾病的发生有一定影响。

2）三酰甘油减低

● 低β-脂蛋白血症和无低β-脂蛋白血症。

● 严重的肝脏疾病、脂消化吸收障碍、吸收不良、甲状腺功能亢进、肾上腺皮质功能减退症等。

3. 高密度脂蛋白胆固醇（HDL-C）检测

（1）生物参考区间

血清或血浆：0.8～1.55 mmol/L

（2）临床意义　高密度脂蛋白胆固醇水平与患冠状动脉疾病的风险负相关。

4. 低密度脂蛋白胆固醇（LDL-C）检测

（1）生物参考区间

血清或血浆：1.3～3.6 mmol/L

（2）临床意义　低密度脂蛋白胆固醇与冠心病风险直接相关。过低的高密度与低密度脂蛋白胆固醇的比率与冠状动脉疾病风险直接相关。升高的低密度脂蛋白胆固醇是胆固醇降低疗法的主要靶标。

1）增高　多见于遗传性高脂蛋白血症，甲状腺功能低下，肾病综合征，梗阻性黄疸，慢性肾衰竭，Cushing综合征等。

2）降低　多见于无β-脂蛋白血症，甲状腺功能亢进症，消化吸收不良，肝硬化，恶性肿瘤等。

（八）心肌酶谱检测

1. 乳酸脱氢酶（LDH）检测

（1）生物参考区间

血清或血浆：100～310 U/L

（2）临床意义　乳酸脱氢酶广泛存在于人体各组织中，各器官和组织病变都可释放LDH至血清中，使其活性增高，故特异性不强。其测定数据主要用于诊断和治疗急性病毒性肝炎、肝硬化、转移性肝癌等肝病，心肌梗死等心脏病，肺梗死、某些恶性肿瘤、骨骼肌病、恶性贫血等疾病。

1）血乳酸脱氢酶增高

● AMI：AMI发病后12～24 h开始升高，48～72 h达高峰，升高可达10天，LD1/LD2＞1.0。当AMI患者LD1/LD2增高，且伴有LD5增高，其预后较仅有LD1/LD2增高者为差，且LD5增高提示心力衰竭伴有肝脏淤血或肝功能衰竭。

● 肝脏疾病：肝脏实质性损伤，如病毒性肝炎、肝硬化、原发性肝癌时，LD5升高，且LD5＞LD4，而胆管梗阻单位累及肝细胞时，LD4＞LD5。而当肿瘤肝转移时LD4、LD5均增高。

● 肿瘤：由于恶性肿瘤细胞破坏引起LD增高，且肿瘤生长速度与LD增高程度有一定关系。大多数恶性肿瘤患者以LD5、LD4、LD3增高为主，且其阳性率LD5＞LD4＞LD3。生殖细胞恶性肿瘤和肾脏肿瘤则以LD1、LD2增高为主。白血病患者以LD3、LD4增高为主，但恶性肿瘤在发展到相当阶段时才升高，故对肿瘤早期诊断意义不大。某些肿瘤所致的胸腹水中，LDH活力往往升高。

141

● 其他骨骼肌疾病血清LD5＞LD4；肌萎缩早期LD5升高，晚期LD1、LD2也可增高；肺部疾病LD3可增高；恶性贫血LD极度增高，且LD1＞LD2。

2）血乳酸脱氢酶降低：无临床意义

2.肌酸激酶（CK）检测

（1）生物参考区间

血清或血浆：25～200 U/L

（2）临床意义　CK主要存在于骨骼肌和心肌，其次为胎盘、脑等。血清中CK水平对估价心肌梗死、肌肉营养不良、心肌损伤和骨骼肌疾患有特殊价值，同时测CK和LDH同工酶对急性心肌梗死提供明确的诊断。

1) 肌酸激酶增高:

● 在心肌梗死时 CK 活力升高出现较早,梗死后 2~4 h 就开始升高。其对心肌梗死的诊断特异性高于 AST 和 LDH,但此酶升高持续时间短,2~4 天就恢复正常。如再次升高,往往说明再次梗死。

● 病毒性心肌炎时也明显增高,对诊断和预后有参考价值。

2) 肌酸激酶降低:无临床意义。

3. 肌酸激酶同工酶测定(CK-Mb)检测

(1) 生物参考区间

血清或血浆:0~25 U/L

(2) 临床意义　正常血清中绝大部分为 CK-MM 的活力;含有少量的 CK-MB,不超过总活力的 5%。CK-BB 含量极微,用一般方法测不出。有报道恶性高热患者血清 CK-MB 及 CK-BB 增高。肌营养不良中半数患者可检出 CK-MB。CK-MB 定量增加主要见于急性心肌梗死(AMI):在胸痛发作后,血清 CK-MB 上升先于总活力升高,24 h 达峰值,36 h 内其波动与总活力相平行,至 48 h 消失。8~12 h 达峰值。当血清 CK-MB 活力大于 CK 总活力的 3% 时为阳性,最高值达 12%~38%。若下降后的 CK-MB 再度上升,提示有心肌梗死复发。当 CK-MB ≥总 CK 活力的 30% 时,甚至≥总 CK 时,因考虑有巨 CK 存在,并加以区别。

142

(九) 心肌梗死及心力衰竭检测

1. 同型半胱氨酸(Hcy)检测

(1) 生物参考区间

血清或血浆:≤ 15 mmol/L

(2) 临床意义　主要作为心血管疾病,尤其是冠状动脉粥样硬化和心肌梗死的危险指标,它的浓度升高程度与疾病的危险性成正比,是诱发心血管疾病的一个独立危险因素。

2. 肌红蛋白检测

(1) 生物参考区间

标准范围:10～46 μg/L

(2) 临床意义

1) 肌红蛋白是一种血红素蛋白,能够结合和分离氧气分子,因此,有助于分子在肌肉细胞中的分布。其分子量(17 800 Da)和储存地点(细胞质),是其从损伤肌细胞中快速释放的原因。

2) 当 AMI 患者发作后细胞质中 Mb 释放入血,2 h 即升高。6～9 h 达高峰,24～36 h 恢复至正常水平。Mb 的阴性预测价值为 100%,在胸痛发作 2～12 h 内,如 Mb 阴性可排除急性心肌梗死。溶栓成功者,Mb＜正常的 4.6 倍,并在溶栓后 2 h 明显下降。

临床上除急性心肌梗死以外,开胸手术、过度体育锻炼、骨骼肌创伤、进行性肌萎缩、休克、严重肾衰、肌内注射时血清 Mb 都会升高。由于 Mb 清除很快,因而是判断再梗死的良好指标。

143

3. 肌钙蛋白 I(cTnI)检测

(1) 生物参考区间

标准范围:cTnI＜0.1 ng/ml

(2) 临床意义

1) 肌钙蛋白 I 是一种存在于肌肉组织中的,与肌钙蛋白 I 和肌钙蛋白 C 相关联的蛋白质,它主要调节与钙离子相关的肌动蛋白与肌球蛋白分子之间的相互作用。TnI 有三种同型物分子:一种参与组成快收缩骨骼肌,一种参与组成慢收缩骨骼肌,还有一种参与组成心肌。其中心肌型的 TnI 在 N 末端有特殊的 31 个氨基酸残基。

2) 心脏 cTnI 在急性心肌梗死后 4～6 h 即可在外周血中检查出,并可持续升高几天,而且,cTnI 的升高覆盖了肌酸激酶-MB(CK-MB)和乳酸脱氢酶的诊断窗口期。对于心肌损伤,cTnI比CK-MB具有更高的临床特异性。

3）cTnI是诊断急性心肌梗死（AMI）的高灵敏性、高特异性的指标。cTnI水平与心肌梗死的部位、面积等有关,亦可以用于评估患者病情、指导治疗、判断预后。研究表明,不稳定性心绞痛时,TnI即使有轻微升高,也预示发生心血管事件的高危性。其他原因引起的心脏、心肌损伤均可见有不同程度的cTnI升高。

4）心肌损伤：cTnI 0.06～0.5 ng/ml；AMI临界值：cTnI＞0.5 ng/ml。

4. B型尿钠肽（BNP）检测

（1）生物参考区间

＜80 pg/ml

（2）临床意义　BNP结果少于或等于100 pg/ml是无CHF患者的代表性正常值。大于100 pg/ml的BNP结果被视为异常值,提示患者可能患有CHF。＞5 000 pg/ml的BNP结果被视为超高值,超出BNP测试上限。急性冠状动脉综合征72 h中测得的BNP浓度较高,表明死亡、心肌梗死和CHF的风险增加。从入院到出院BNP浓度较高或BNP未下降,表明心力衰竭患者住院或死亡的风险增加。

（十）糖尿病检测

1. 葡萄糖（Glu）检测

（1）生物参考区间

血清或血浆：3.6～6.1 mmol/L

（2）临床意义

● 增高：糖尿病、甲状腺机能亢进症、肾上腺皮质机能亢进。

● 降低：胰岛素增加症、过量的胰岛素治疗、慢性腹泻、胰腺癌。

2. 糖化血红蛋白

（1）生物参考区间

参考值 HbA1c＜6.0%

（2）临床意义　糖尿病的特征是高血糖，是因为机体不能充分将葡萄糖作为能源加以利用。糖尿病的治疗需要血糖长时间地尽可能维持正常水平，以减少患血管并发症的风险。单次空腹血糖测定能反映患者近期（数小时内）的血糖水平，但并不能全面反映血糖调控的真实情况。因此可以通过每2～3个月测定糖化血红蛋白（HbA1c）来精确反映这一时间内的平均血糖浓度。HbA1c是血红蛋白由非酶化糖化反映形成的。

3. 糖化血清蛋白检测（GSP）

（1）生物参考区间　122～236 μmol/L

（2）临床意义　糖化蛋白是由蛋白与还原糖之间的慢速、非酶促的化学反应形成的。当氨基酸与葡萄糖结合时形成不稳定的希夫氏碱，而后转化为稳定的酮化氨基酸。在血糖不正常升高的情况下，比如在糖尿病中，糖化血清蛋白的浓度也随之升高。一天中血糖的变化很大，因此，血糖检测不能用于表现一段时间内血糖控制的程度。蛋白的糖化程度与血清中糖浓度及糖化蛋白的半衰期有关。糖化血红蛋白（HbA1 或 HbA1c）可提供6～8周的葡萄糖的水平。而糖化血清蛋白表明2～3周前的平均血糖水平。糖化血清蛋白稍短的半衰期表明安在葡萄糖控制中衰变早于HbA1C。糖化血清蛋白测定弥补了目前FBS，OGTT，HbA1C的不足，对DM的诊断，鉴别诊断，疗效监测及其并发症防治提供了可靠便利的指标。也适用于高危人群的筛选，这在糖尿病发病率日渐增多的今日更具有重要意义。GSP，HbA1C，FBS反映DM不同时间内的血糖水平，故同时测定，更有利于治疗及病情观察。测定糖化血红蛋白和糖化血清蛋白被认为长期监测糖尿病最有用的方法。

145

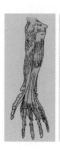

第三章
手外科康复常用临床技术

一、康复医学单独进入手外科领域参与术前术后的临床意义

手外伤是常见病、多发病,在日常工作生活中,特别在工地、车祸,常常发生手的压伤、擦伤、切割伤,以及在工厂操作,施工不当,被利器所损伤,致上肢(手)占大部分。我们知道,上肢(手)部的结构最为精细和功能多样,以及组织结构解剖较为复杂,上肢(手)组织如损坏严重或处理不当,都会留下不同程度的功能障碍。

上肢(手)在人类生活、工作中极为重要,因此上肢(手)外伤的功能康复显得非常重要,上肢(手)外伤后的功能障碍主要是肌肉萎缩、关节僵硬、肌腱粘连、瘢痕挛缩、也有一部分神经损伤造成手功能运动和感觉障碍,特别是臂丛神经损伤可以造成上肢全部瘫痪。早期的急诊处理显得非常重要,手功能康复就是帮助手外科术前、术后进行手功能康复治疗。目前,手功能康复医学已进入了门急诊和ICU医疗中。

手功能康复医学是从康复领域中特别分化出来的一支康

复新型队伍，与其他科不同，由于上肢（手）受伤后，经常会遇到多次手术，在此期间，常常需要手功能康复进行术前、术后的恢复功能治疗。手的每个动作，均有多块肌肉协同作用来完成，手部的神经有丰富的神经纤维和感受器，手的触觉、压觉、温度觉、两点分辨觉都很敏感，支配手部的肌肉和皮肤主要由正中神经、尺神经、桡神经，上肢方面主要由肌皮神经和腋神经。上肢（手）部受损后，我们对患手要有一个全面的大概了解，手的骨关节中，肩关节、腕关节、第一腕掌关节及掌指关节，以上以腕关节、第一腕掌关节、掌指关节最为重要。因为直接影响到手的功能。手有无畸形、肌萎缩、瘫痪，包括肌力、关节活动度、感觉的全面了解和检测。对肌腱的损伤，我们也要做全面的了解，屈曲的程度，自然伸展，以及伸腕伸指。对于上肢（手）外伤所致损伤的神经，手术修补后，并不能完全恢复原有状况，特别是臂丛神经损伤，要多次手术，目前能做到肩外展、屈肘、伸腕、拇对指，但是对抓握还有很多困难，还没有完全攻破。因为我们知道，手内部肌有19块肌肉，它往往需要脑对周围神经的协同，目前，对手内在肌的恢复比较棘手。都在寻找好的治疗方法。对手的感觉恢复也同样重要，痛、温、压觉的训练，定位觉的训练，辨别觉的训练，脱敏的方法实验，尤其眼对患肢的直觉训练。

147

　　手功能康复医学近几十年来已经成为一个专科医学，康复技术逐渐全面展开，在手外科领域中，主要原因是由于患者的迫切需要，随着社会经济发展和医学的进步，伤残疾病相对突出，工业交通的发达，工伤交通事故，运动创伤增多，伤残人数上升，人们对健康和医学模式的新认识，随着改革开放，人们经济明显好转，特别对生活质量的要求不断提高，对手功能康复医学需求很大，手功能医学的兴起，是显微手外科发展到一个较高层次的标志。目前许多医疗机构对伤残所造成的功能障碍已经引起了重视，也逐步开展了相应康复工作。当然，开展手功能康复医学需要有一定的物质条件,我们要克服观念上的障碍,树立新的康复模式,充分利用现有的医学资源,积极配合手外科医生开展好术前术后的手功能康复医学。

二、上肢（手）康复的治疗技术概述

上肢（手）的康复技术在发展过程中不断壮大,它主要从以下方面归纳。

（一）康复医学评定

首先是肌力的检查,主要是包括手法的检查,采用Lovett肌力分级标准表。评判的目的主要是各肢体段的体位与受检肌肉的抗重力和抗阻力运动的关系,抗阻力运动时肢体的固定或施加阻力的部位等。Lovett方法将肌力检查结果分为0、1、2、3、4、5级。3级肌力恰能抗肢体段的重力,完成相应关节正常范围活动,但不能抵抗大于该重力的阻力。临床检查即以3级为手法检查中心点。手法肌力检查只能测定肌力大小,分为6级评定,对肌肉收缩的速度和肌肉耐力,不能做出确切的评定,必要时可参考健侧,做出粗略评价。

肌电图是记录肌肉静止和收缩时的电活动以诊断肌肉疾病的电生理学方法。肌电图可用于鉴别神经源性和肌源性肌肉萎缩,了解神经损伤的程度、部位和再生的情况,帮助制订正确的神经肌肉康复治疗计划,作为康复训练中的肌肉作用、力量和疲劳的指导。

随着医学的发展,机械化的功能评定也将在医学舞台上出现。包括日常生活能力评定（1965年美国Barthel和Mahoney发表）、步态分析、平衡功能评定（如MAS法,是综合评测脑卒中的定量方法）、失语症的评定（Benson分类法）,以及心理测验等。

包括现在的残疾的评定，按照国际残疾分类，分为残损、残疾、残障。现在临床上大多用的评估方法是采用英国ELINK测试仪，主要包括运动、感觉、关节活动度、握力、捏力等。

（二）支具的发展

在上肢（手）功能的康复手段中，支具的形成是在夹板、石膏上又一创新发展的新生外固定材料。支具矫形器疗法占有很重要的地位。它主要是帮助患者纠正畸形，固定必要的部位，防止肌腱挛缩，关节僵硬，促进骨折愈合，防止畸形的出现，消肿，帮助神经修复，促进创面愈合等。

（三）持续被动运动仪的发展

持续被动运动仪的发展（Continuous Passive Motion，简称CPM），CPM的作用是帮助患肢持续的被动运动，逐渐扩大关节活动度，活动范围由小到大，保护关节软骨面，消肿，消除炎症，促进血液循环，防止关节僵硬和术后静脉栓塞，不需要患者相关部位的肌肉用力，使运动的反复屈伸。特别是术后被动运动的好的选择。

（四）石蜡疗法（热疗法）

石蜡是高分子碳氢化合物。医用石蜡为白色半透明无水的固体，加热的石蜡冷却时放出大量的热能，促使温热作用达到深层组织，产生温热效应，使皮肤保持柔软和弹性，提高皮肤的紧张度，减轻因瘢痕挛缩而引起的疼痛。石蜡疗法适用于肌肉、肌腱、韧带等损伤致的瘢痕形成，手术后粘连、冻伤、创伤、神经炎等。

（五）冰敷疗法

例，有些患者手术后肢体肿胀很厉害，或许外伤后伴有明显肿胀,妨碍手术,主要针对没有创面和伤口的肢体肿胀,采用新型的冰敷疗法,如美国的 AIRCAST 冰敷加压治疗仪。冰敷疗法主要针对肢体肿胀的患者,通过冰敷和加压促进血管收缩和静脉淋巴液的回流加强,帮助吸收组织间的水肿。

(六) 电疗法

电疗法主要有低频、中频、生物反馈仪、激光仪、超声治疗仪、脑电仿生电刺激仪等。这些电疗仪器的主要作用是促进血液循环、促进神经细胞活跃再生修复、防止组织间粘连、瘢痕增生、促进创面愈合。如脑电仿生电刺激仪,对脑组织刺激后促进周围神经修复起着引导作用。

中频仪对瘢痕增生有软化作用和强健肌肉组织,防止肌萎缩。低频治疗仪对神经细胞修复,特别是促进血液循环,对损伤细胞起着修复作用。

总而言之,电能作用于人体引起体内的理化反应,并通过神经-体液作用影响组织和器官的功能,达到消除病因、调节功能、提高代谢、增强免疫、促进病损组织的修复和再生的目的。

康复医学中,对中国传统医学必不可少,如针灸,它在国际上已经得到了承认,现代医学物理学认为针刺给人体轻微的物理性刺激,通常可以产生兴奋与抑制两种效应,从而双向性调节人体各种功能,发挥治疗作用,通过特定的经络和穴位,给病理性的疼痛患者通过治疗,特别对麻痹、疼痛有着极好的疗效,有时也能够达到一定的作用。传统推拿手法在手功能康复医学中必不可少,它帮助患者在促进关节挛缩僵硬,通过手法,使关节运动幅度增大,柔软的手法可促使肢体疼痛减轻,松解粘连,活利关节,改善关节的营养,促进新陈代谢。推拿有很多不同类型的手法,根据病变损害,选择相应手法,在康复保健中能够得到好的疗效。

三、物理治疗

在世界各国现代医学中,采用物理因素来治疗疾病和预防疾病的方法成为物理治疗法。其内容包括天然和人工的物理因子,如电、光、声、磁疗、冷、热和机械治疗疾病的方法。几十年来,物理治疗方法有了更好的发展,把中国传统医学也引入到物理治疗中,如针灸、推拿、中药热敷、药浴疗法,从而扩大了物理治疗疾病的范围,增加了康复医学治疗预防手段。

在物理疗法对人体的治疗作用中,可分为以下几种。

(1)直接作用 如物理因子直接引起局部组织的生物物理和生物化学的变化。如红外线、中频电流、超短波、微波等。

(2)间接作用 是指物理因子通过人体后,通过热、冷、电化学或光化学的变化,而引起身体的体液改变,或通过神经反射,或应用中医传统针灸、推拿而发挥作用。

151

(一)电疗法

医学界利用电能作用于人体和防治疾病,称为电疗法。在电生理学和临床医学的基础上,经常用的电能有直流电、交流电和静电三类。应用电压50~100 V的直流电治疗疾病的方法,称为直流电疗法。

医用的电疗方法特别多,有直流电疗法、低频脉冲电疗法、中频疗法、超短波疗法、静电疗法。我们知道,人体内有60%以上的大量水分,还有很多能导电的电解质和非导电的电解质。因此,人体的机体实际上是一个既有电阻又有电容性质的复杂导体,这是电疗的物质基础。电能作用于人体引起体液的理化反应,并通过神经-体液作用影响组织和器官的功能,达到消除病因、调节功能、提高代谢、增强免疫、促进病损组织的修复和再生的目的。康复医学中常常利用低、中频电流,还可以诊断神经肌肉的运动功能,用于诊断周围神经病损的程度,也是用来治疗疾病和功能评定的手段。

1. 低频电疗法

应用频率1 000 Hz以下的脉冲电流治疗疾病的方法称为低频脉冲电疗法(low frequency pulse electrotherapy)。

脉冲电流由于电压或电流呈短促的变化,使机体内离子和带电胶粒呈冲击式移动,从而引起离子浓度比的急剧改变,故而对运动神经感觉神经均有强烈的刺激作用。单向脉冲电流时间短暂,但电流的方向不变,故具有电解作用。

(1)治疗原理

1)兴奋神经肌肉组织 低频电流引起组织兴奋反应的原理是细胞膜受刺激后产生离子通透性的改变,使膜内外极性改变,由极化变成除极化,形成动作电位发生兴奋,引起肌肉收缩反应。运动神经在每次兴奋后的绝对不应期约为1 ms,因此神经兴奋能接受的最高刺激频率为1 000 Hz,这是划分低频电疗法与中频电疗法的电生理学依据。促进神经修复。

2)止痛作用 低频脉冲电流都有不同程度的镇痛作用。其作用机制如下。

(2)即时镇痛作用

1)神经机制 闸门控制学说,此学说认为在脊髓后角中的胶质细胞是疼痛的闸门控制系统。粗纤维兴奋即可关闭传入的闸门,而电刺激引起的肌肉震颤,正是兴奋粗纤维的刺激,因此电刺激常有即时镇痛作用。

2)体液机制 电刺激人脑或其他部位,可使人体释放出一种具有镇痛作用的类吗啡样物质。目前已知与镇痛有密切关系的这类物质有脑啡肽与内啡肽。脑啡肽镇痛作用时间短,一般仅有3～4 min。其原因是因为这种肽易被体内的氨肽酶和羧肽酶破坏；而内啡肽镇痛作用时间比较持久，可长达3～4 h，其效果比吗啡强3～4倍。

3）多次治疗后的镇痛作用

● 产生即时镇痛作用的各种因素。

● 通过轴突反射兴奋扩张血管神经：肌肉活动的代谢产物引起局部血液循环的加强所产生的各种效应，如改善缺血、减轻酸中毒、加强致痛介质和有害病理代谢产物的排出、减轻组织间和神经纤维间的水肿和张力、营养代谢和免疫功能的改善等。

● 促进血液循环和消肿：低频电流对血液舒缩神经的刺激作用，可引起局部血管扩张，因而使治疗部位皮肤充血。电流对运动神经的刺激作用引起肌肉收缩，肌肉节律性地收缩和舒张形成"泵"的作用，促进血液和淋巴液的回流。减轻了组织间的水肿，因而对一些非特异性炎症具有消肿作用。

4）适应证　臂丛神经损伤、单纯性神经损伤、神经麻痹、神经水肿、病理性灼性神经痛、神经卡压、各种手外伤引起的水肿、周围神经疾病、下运动神经源性瘫痪、肌肉萎缩、瘢痕组织软化、抑制肌肉纤维化、延缓肌肉萎缩。

2. 神经肌肉电刺激疗法

以低频脉冲电流刺激神经肌肉以恢复其功能的方法称神经肌肉电刺激疗法（nerve muscle stimulating current therapy）。

失神经肌肉的电刺激

失神经支配肌包括部分失神经及完全失神经支配肌肉。要使失神经支配肌肉能充分地收缩，而又尽可能地不引起皮肤疼痛及肌肉疲劳，同时避免使非病变的拮抗肌产生收缩，最好是根据电诊断的结果来选择适当的脉冲电流。三角波具备以上条件。

（1）治疗原理：

1）促进局部血液循环，引起肌肉节律性收缩，从而延缓病肌萎缩。失神经支配后第一个月，肌肉萎缩最快，故确诊后应尽

153

早开始治疗。

2）防止肌肉大量失水和发生电解质、酶系统等代谢紊乱。

3）抑制肌肉纤维化，防止其硬化和挛缩，所以失神经后数月仍应坚持治疗。

4）促进神经再生和神经传导功能恢复。

（2）操作技术和方法　一般采用运动点刺激法，其中双极刺激法多用，因能使电流集中于病肌而不致因邻近肌肉受刺激而影响治疗，多用于较大肌肉的刺激。阴极置于被刺激肌的远端，但当肌肉过小或需要刺激整个肌群时，宜采用单点刺激法。

（3）适应证　下运动神经元麻痹、神经完全性损伤、神经不完全性损伤、上肢偏瘫、缺血性肌挛缩。

3. 中频电疗法

应用频率为 1～100 kHz 的电流治疗疾病的方法称中频电疗法（medium frequency electrotherapy）。

中频交流电可以通过组织电容的通路，使组织总电阻明显下降。应用中频电疗时，由于皮肤电阻明显降低，因而可以应用较大的电流强度和使电流达到人体较深层的组织。

对局部血液循环的作用：各种中频电作用后 10～15 min，局部开放的毛细血管数增多，血流速度及血流量均有增加，局部血液循环改善。

消炎作用：中频电疗对一些慢性非特异性炎症有较好的治疗作用，主要由于中频电流作用后局部组织的血液循环改善，组织水肿减轻，炎症产物的吸收加速，局部组织的营养和代谢加强，免疫防御功能提高。

软化瘢痕、松解粘连的作用：中频电有较好的软化瘢痕、松解粘连的作用，可能由于中频电刺激能扩大细胞与组织的间隙，使粘连着的结缔组织纤维、肌纤维、神经纤维等活动而后分离。

中频电流含有低频成分,因此除上述治疗作用外,还有刺激运动神经和肌肉引起正常骨骼肌和失神经肌肉收缩、锻炼肌肉、防止肌肉萎缩的作用,并有提高平滑肌张力,引起平滑肌收缩的作用和调整自主神经功能的作用。

(二) 超声波疗法

利用超声波治病的方法为超声波疗法(ultrasound therapy),所用频率为 $100 \sim 10\,000$ kHz,一般常用频率为 $800 \sim 1\,000$ kHz。超声波具有光波特性,是一种机械弹性震荡波,可在介质中传播,并具反射、折射和聚焦等特点。

超声波在人体相同的组织内呈直线传播,遇界面时则发生反射或折射。在传播过程中对组织产生机械作用和热作用,在体内引起一系列理化变化,故能改善人体功能,消除病理过程,促进病损组织恢复。

超声波治疗可以单独应用,也可以和其他物理因子同时应用或配合应用。超声波还可以使药物经皮肤渗入人体或将药液雾化经呼吸道吸入,达到治疗目的。

机械作用:是超声波对人体的基本作用。超声波在人体组织中直线传播无反射时称为行波。人体组织在行波和驻波中获得能量。

热作用:超声能在体内可转换为热能。超声波作用下神经组织最易生热,肌肉次之,脂肪最少。骨与其周围组织声阻差较大,故生热较多。

其他理化作用:超声的机械作用和热作用可诱发组织内其他理化变化。首先是弥散作用改变膜的渗透,组织细胞内物质构成比例发生变化,影响离子浓度及膜电位,进而改变组织的兴奋性。对高分子化合物的分解和聚合作用,使大分子分解为小分子,分解和聚合形成的分子可改变局部代谢状态,有利病损恢复。超声改善组织脱水，增加其弹性，对肌肉、肌腱和韧带的退行性变化和粘连有治疗作用。有利于炎症的恢复。

治疗作用：

● 镇痛、解痉挛 超声波作用下神经兴奋性下降，传导速度减慢，肌肉组织兴奋性减低，故有较好的镇痛、解痉挛效果。

● 软化和消除瘢痕，松解组织粘连。

● 加速局部血循环，增加膜的通透性，改善局部营养，促进渗出吸收，故能促进再生，消除炎症，减轻或消除水肿和血肿。

● 促进骨痂生长，加速骨折修复过程。

（三）体外冲击波疗法

什么是冲击波？

当环境中发生爆炸时会出现冲击波，例如雷击或飞机突破声障等。冲击波的特点是与环境压力相比之下的正高压振幅和急剧上升的压力。它的能量能从波源传至很远的地方，并能导致例如窗玻璃等的物质毁坏。

冲击波区别超声波的一大特点是冲击波的压力振幅很大。必须考虑其在传播介质（水、人体组织）中非线性传播的陡峭化特性。

冲击波是单一的正压脉冲。这种脉冲的频率范围为几千赫兹到 10 MHz。

冲击波（EMS，瑞士）治疗后，通常可观察到患者的血液循环加快、新陈代谢增强，这些均会促进机体的愈合过程。冲击波在声界面的直接效应以外，具有很高的能量和穿透力。

冲击波的生物效应：

● 增强细胞通透性

● 活化微循环（血液、淋巴）

● 释放 P 物质

- 减少无髓鞘神经纤维
- 释放一氧化氮，从而引起血管舒张、代谢增强、血管生成，并有抗炎作用
- 抗菌
- 释放（血管、上皮细胞、骨、胶原蛋白等的）生长激素
- 活化干细胞

冲击波的原理：平面式和发散式冲击波可产生压力、张力、应力等可引起组织内生物反应的机械刺激。根据ESWT治疗中的临床进程监控，得出结论，适当的冲击波能流密度（ED）是细胞更新和再生中最有效的治疗参数之一。

冲击波治疗可以避免手术，即使在那些通常认为只有手术可以解决疼痛及运动障碍的病例中也如此。

不需要X射线检查及长期服药。避免出现手术相关的焦虑症。超过80%的治疗医生认为冲击波的疗效良好或者疗效优。

适应证：腱性末端疾病、足底筋膜炎、内侧/外侧肱骨外上髁炎、腱性疾病、髌腱炎、跟腱炎、肩关节钙化性肌腱炎、肩峰下滑囊炎、肱二头肌长头肌腱炎、骨折不愈合/延迟愈合、股骨头缺血性坏死、伤口护理（皮肤表面溃疡、糖尿病足）。

禁忌证：整体因素、严重心脏病、心律失常、全身情况差，重要脏器功能障碍、出凝血功能障碍者、肿瘤患者、血栓形成患者、服用免疫抑制剂患者、孕妇。

局部因素：局部感染及皮肤破溃、肌腱及筋膜急性损伤、SW焦点位于脑，脊髓，肺组织，大血管及神经干走行者、萎缩及感染性骨不连

（四）激光疗法

应用受激辐射发出的光，作用于人体进行治疗的方法，称为激光疗法（laser therapy）。

157

处于高能级的电子，在外来光的诱发下，回到低能级同时发出光的现象称为受激辐射。这种受激辐射光放大所发出的光就是激光。

热作用：激光进入机体后，被组织吸收产生热效应，使组织温度升高、蛋白变性、凝固、炭化、气化等理化作用。

低能量激光具有：

（1）改善血液循环，影响细胞膜的通透性，减少炎性渗出，提高免疫功能而有消炎作用。

（2）改善血液循环，降低末梢神经兴奋性，提高痛阈。由于血液循环改善，致痛物质的排除加快，抑制致痛物质的合成，而有镇痛作用。

（3）增强酶的活性，提高代谢，刺激蛋白质合成和胶原纤维，成纤维细胞的形成，加速线粒体合成ATP，因而有加速伤口、溃疡的修复、愈合，使骨痂生长迅速而促进骨折愈合和毛发生长，促进断离神经再生的作用，并有对肾上腺功能增强作用。

（4）刺激穴位，向穴位输入能量。有激光和穴位刺激的双重作用。

（5）刺激神经反射区的神经末梢，反射作用于相应节段和全身，有调节神经功能和免疫功能的作用。

（五）冷疗法（冰敷）（采用美国AIRCAST公司生产的冰敷加压治疗仪）

减小血流灌注：局部降温可以影响到机体浅层的血管，促进血管收缩，血流减小，减少出血。

镇痛：通过麻痹局部末梢神经，减慢神经传导速度，降低末梢神经敏感性而减轻疼痛。

冰敷加压治疗仪是将冷冻疗法和加压这两者结合，加压的同时进行冰敷，即将带有冰水化合物的器具包裹在受伤或术后部位,通过一个气压泵进行内部加压循环,既不容易冻伤皮肤,也不容易因为包扎过紧,更能减轻患者的疼痛。

(六) 热疗法(蜡疗)

利用各种热源作为介体,接触体表将热直接传输给机体以治疗疾病的方法,成为热疗法。热疗法的热源一般是热容量大,导热性小的物体,要求保温时间长,又不致烫伤皮肤。传导热的热源有热的水、泥、地蜡、砂、蒸汽、石蜡等。

石蜡疗法:石蜡是高分子碳氢化合物,不溶于水,微溶于酒精,易溶于汽油、乙醚、氯仿及其一些易挥发性油类。医用石蜡为白色半透明无水的固体,无臭、无味,呈中性反应,比重0.9,熔点 $50 \sim 60℃$,沸点 $110 \sim 120℃$,热容量大,导热系数小,故应用 $60 \sim 70℃$ 的石蜡也不致烫伤皮肤。石蜡热容量大,导热差,又因石蜡冷却后体积可缩小 $10\% \sim 20\%$,紧贴于皮肤,产生机械压迫作用,使皮肤表面毛细血管轻度受压,促使温热作用达到深层组织,加深温热效应,使皮肤保持柔软和弹性,提高皮肤的紧张度,减轻因瘢痕挛缩而引起的疼痛。石蜡疗法尤适用于肌肉、肌腱、韧带扭伤和挫伤,瘢痕形成,手术后粘连、冻伤、烧伤、神经炎等。

治疗作用:温热不但作用于人体局部,并影响全身的功能。

（1）对皮肤的作用　皮肤为温热治疗首先作用的部位。皮肤的血管丰富,对机体血液分布影响较大,热作用于皮肤,使局部皮肤的血管扩张、充血,同时刺激神经系统,使远隔部位血管扩张,皮肤血液循环增加,局部营养得到改善,代谢增强,分泌和排泄功能提高,修复与生长能力增强,免疫功能提高。

（2）对神经系统的作用　局部短时间的温热作用可使神经感应性提高,作用时间长神经感应性减低;若作用时间较长热量又高,则神经感应性被阻抑。温热作用于局部,通过反射又作用于全身,这在温热治疗中很重要。

(3)对肌肉系统的作用 适量的温热能松弛肌肉,改善血液循环,促进代谢产物的排泄,对肌肉(包括平滑肌)有解痉作用。

(4)对血液的作用 一般情况下热作用能很快增加血液中的抗毒素、溶菌酶及其他抗体。若出汗较多可能影响血液浓度。

(5)对代谢作用 热作用于局部,使组织温度增高,在一定范围内组织细胞的生命活动变得活跃,化学反应过程加速,氧化过程增加,血管扩张,血流加速,代谢旺盛。若高温作用时间过长,使血液循环的调节功能丧失,局部组织发生代谢障碍甚至引起组织破坏。

(6)对排泄功能的作用 热作用于人体后出汗增多,代谢产物的排泄增加,适量的温热可使排尿量增加。

160

四、持续被动运动仪(CPM)

1.CPM概述

CPM是Continuous Passive Motion的英文缩写,中文名称为持续被动运动仪。在很多骨科和手外科疾病过程中,很多患者需要关节活动度逐渐增大,往往采取的是被动手法和自己使用训练的方法增加关节活动度。CPM的诞生不需要患者使用相关的部位的肌肉用力,但可以使运动的关节反复得到锻炼。CPM是一种生物力学概念,就是在连续被动活动,采用机械的原理,逐渐加速关节软骨和周围韧带肌腱的愈合和修复再生,使患者的关节在不知不觉的过程中逐渐增大关节活动度。

2.CPM特性

我们知道任何关节运动器的运动轨迹都应该符合人体运动

生理活动的生理曲线,通过模拟人体自然运动和科学的机械原理,以及激发人体的自然原动力,发挥人体组织的代偿作用,最终使恢复后的关节活动自如。

目前世界上对CPM已经进行了完全的认证,在使用过程中完全能够符合人体生理曲线,同时也采用了三维动作分析系统进行试验验证,得到了肯定答复。

3. CPM作用和效果

(1)CPM可促进手术后的部位和关节血液加速循环,有利于关节内血肿和水肿的消退,促使伤口早期愈合。

(2)反复使用CPM可以消除关节粘连和持续地牵伸关节周围组织,能够防止纤维挛缩和松解组织粘连,从而保持关节在一定活动范围。

(3)CPM可以逐渐消除关节粘连和软骨的退行性改变,改善关节活动度,促进关节软骨损伤的自身修复。

(4)CPM对由于瘢痕增生以及制动后的瘢痕、肌腱、肌肉等软组织挛缩、僵硬,造成的关节活动能力下降。

(5)CPM对失用性肌肉萎缩和肌力下降,可以缓解肌肉萎缩和增强肌力。

(6)CPM还可以减轻术后疼痛,主要是对关节本体感受器不断发动向心冲动,根据闸门学说,可以阻断疼痛信号的传递从而减轻疼痛。

(7)CPM治疗可以持续牵引痉挛的肌肉,通过一定的时间持续范围的运动,对抗肌肉短缩与减少肌梭敏感性,减少牵张反射,改善痉挛。

(8)CPM可以减少术后并发症的发生。

CPM的特点:

(1)作用时间长、运动缓慢、稳定、可控制、安全、舒适、受到患者的欢迎。

161

（2）CPM与主动运动相比，CPM不引起肌肉的疲劳感，长时间持续进行，关节受力较小，如关节损伤或炎症早期也可以运用，而且不引起损害（各国专家一致认为，CPM的早期介入康复，往往可以达到事半功倍的效果）。

4. CPM上肢（手）主要分类

（1）肩关节锻炼运动器

技术参数：伸展/屈曲：20°～180°

内收/外展：20°～160°

内旋/外旋：-60°～90°

内收/外展与内旋/外旋同步：20°～160°/-30°～90°

运动速度：40°/min～120°/min

（2）肘关节锻炼运动器

技术参数：伸展/屈曲：0～135°

伸展/屈曲与前臂旋转同步：-90°～90°

运动速度：0/min～135°/min

（3）手指（腕）关节锻炼运动器

技术参数：拇指对掌：0～180°

尺骨背离：-30°～60°

旋前旋后：-90°～90°

单个远端指关节：0～70°

复合握拳：-30°～225°

掌屈背伸：-50°～90°

掌指关节：0～90°

近远端复合运动：0～180°

手腕掌指复合运动：-50°～140°

运动速度：150°/min～440°/min

CPM的技术服务，所有操作人员必须取得专业培训和对机器的性能熟悉，正确了解适应证和禁忌证。

五、运动疗法（医疗体操）

医疗体操是应用专门编制的体操来防治伤病与促进功能康复的一种运动方法，是运动疗法的基本形式和主要措施。它由徒手或使用轻器械的体操动作组成，可在各种体位下进行。要根据患者的体力和操练要求选用适当体位。

（一）发展肌力的练习

肌力指肌肉收缩时所能产生的最大的力。肌力训练在康复治疗中很重要，它不仅能尽快恢复功能，而且强有力的肌力可保护关节、支撑脊柱、防止其发生继发性损伤。

根据肌力水平，分别采用助力运动、主动运动或抗阻运动，使肌肉在略高于现有能力下工作，即所谓超负荷原则，促使肌肉较快产生疲劳；然后通过恢复及超量恢复使肌肉增大，肌力增强。训练至少持续6周，才能取得明显效果。

一般采用抗阻法。在肌力尚弱时，用人力作阻力；当肌力达4级后可用哑铃、沙袋等来操练。

（二）增进关节活动范围的练习

维持和恢复关节活动范围的练习常用于防止挛缩和粘连，牵伸由于组织粘连或肌疼挛而导致的关节功能障碍。如骨折固定后，关节脱位复位后，关节炎和肢体瘫痪等。为了维持正常的关节活动范围，每日应活动关节1～2回，每回让所有关节至少全范围活动3次；对肢体关节已发生功能障碍时，恢复较困难，操练动作应在达到当时的最大可能范围后再稍用力，使略为超出并在此位置上稍停留，然后还原再做。每日坚持锻炼数回，才能取得效果。

163

　　具体方法：当患者主动活动有困难时，应采取被动活动；若患者能自动活动应以主动锻炼为主。方法有各种徒手体操和下垂摆动练习、悬挂练习、多种器械练习、重力摆动机练习、持续关节功能牵引等。锻炼中应包括该关节所有轴位的全范围活动；多用中等力量，较长时间，每日多次反复进行；活动时要对障碍关节的上端适当固定并放松障碍关节周围的肌群；禁用暴力。

六、手功能康复体疗

　　1. 操作：

　　双手握吊环器做外展牵拉（也可做单手负重牵拉）

　　2. 作用：

　　训练三角肌肌力，增加外展活动度。

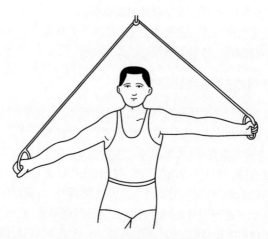

图3-1　双手握吊环器做外展牵拉

1. 操作：

手握负重牵引器做肩关节的前后牵拉。

2. 作用：

训练上臂伸展，肩胛带肌等关节活动度。

注：可逐渐增加负重量。

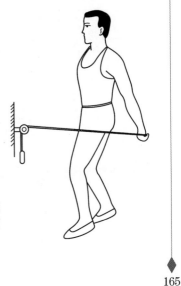

图3-2　手握负重牵引器做肩关节的前后牵拉（面向牵拉器）

165

1. 操作：

手握负重牵引器做肩关节的前后牵拉。

2. 作用：

增加上肢前屈后伸活动。

注：可逐渐增加负重量。

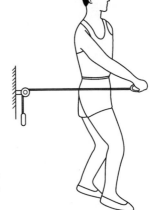

图3-3　手握负重牵引器做肩关节的前后牵拉（背向牵引器）

1. 操作：

双手握体操棒，做上下活动。

2. 作用：

增加上肢、肩关节上举活动度。

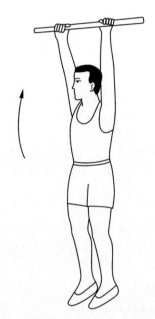

图3-4 双手握体操棒做上下活动

1. 操作：

双手握体操棒做后伸运动。

2. 作用：

增加肩部后伸力量。

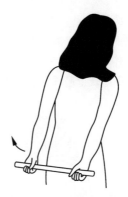

图3-5　双手握体操棒做后
伸运动

1. 操作：

双手握住体操棒做外展，内收动作。

2. 作用：

增加肩部活动度。

167

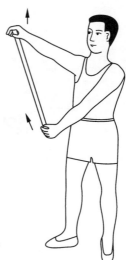

图3-6　双手握体操棒做外
展及内收动作

1. 操作:

健手握住患肢腕关节做肩部后伸内旋动作。

2. 作用:

帮助瘫痪上肢增加活动度。

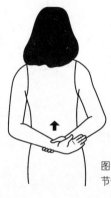

图3-7 健手握住患肢腕关节做肩部后伸内旋动作

1. 操作:

背腰部屈曲,做上肢环转活动。

2. 作用:

增加肩关节活动度。

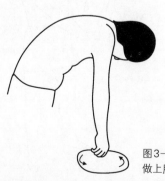

图3-8 背腰部屈曲,做上肢环转活动

1. 操作:

仰卧位,双手托枕头部做肩部的内旋、外旋活动。

2. 作用:

增加肩关节的活动度。

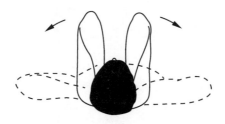

图3-9 仰卧位,双手托枕头部做肩部的内旋、外旋活动

1. 操作:

仰卧位,健手握住患肢前臂做内旋、外旋活动。

2. 作用:

增加患肢活动度。

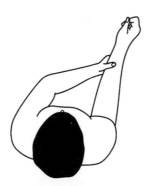

图3-10 仰卧位,健手握住患肢前臂做内旋、外旋活动

1. 操作:

手握肋木,做肩部上、下活动。

2. 作用:

增加肩部外展活动。

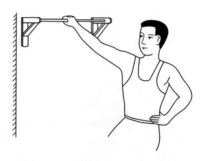

图3-11 手握肋木,做肩部上下活动

1. 操作:

双手握体操棒做举重样运动。

2. 作用:

增加肩、肘关节活动度。

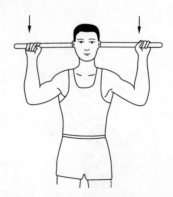

图3-12 双手握体操棒做举重样运动

1. 操作：

沙袋放于手掌背部，做腕关节背伸活动。

2. 作用：

增加腕关节活动度及前臂伸肌群肌力。

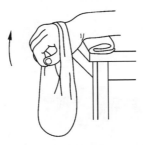

图3-13 沙袋放于手掌背部，做腕关节背伸活动

1. 操作：

沙袋放于腕关节背侧，肘关节屈曲位，做负重牵引。

2. 作用：

增加肘关节屈曲活动度。

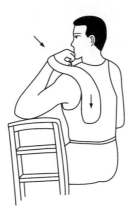

图3-14 沙袋放于腕关节背侧，肘关节屈曲位，做负重牵引

1. 操作：

沙袋放于腕关节上，肘部放置于操作台上，做上下活动。

2. 作用：

增加肘关节活动度。

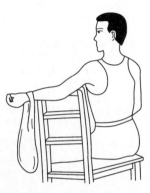

172

图3-15 沙袋放于腕关节上，肘部放置于操作台上，做上下活动

1. 操作：

沙袋放手掌掌心部，做腕关节屈曲活动。

2. 作用：

增加腕关节活动度及前臂屈肌群肌力。

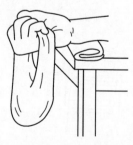

图3-16 沙袋放手掌掌心，做腕关节屈曲活动

1. 操作：

沙袋放于手指远端做负重牵引。

2. 作用：

增加指间关节活动度（用于指间关节屈曲挛缩）。

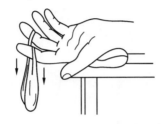

图3-17 沙袋放于手指远端做负重牵引

173

1. 操作：

患手旋前位平放于操作台，屈曲挛缩处安放沙袋（也可用健手放在沙袋上做上下挤压）。

2. 作用：

逐渐拉开挛缩肢体。

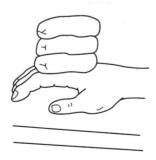

图3-18 患手旋前位平放于操作台，屈曲挛缩处安放沙袋

1. 操作：

手握握力器做挤压活动。

2. 作用：

增加手内在肌肌力及前臂肌力。

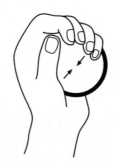

图3-19　手握握力器做挤压活动

174

1. 操作：

拇、示指握住握力器做挤压活动。

2. 作用：

增加大鱼肌及拇、示指肌力。

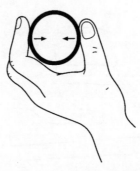

图3-20　拇指、示指握住握力器做挤压活动

　　防止上肢(手)关节僵硬及肌肉萎缩的健肢辅助训练法:

　　对于关节僵硬及肌肉萎缩防治的辅助训练贵在坚持,每日至少500次以上,可1次完成,亦可多次完成。每一次的活动必需到位方有效果。

　　1. 屈肘,肩上举、后伸的辅助训练法

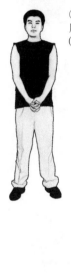
① 健手握住患肢,双手握拳(起始)

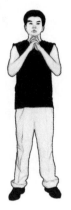
② 健手带动患肢屈肘(反复操练)

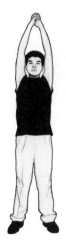
③ 健手带动患肢上提

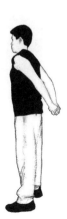
④ 健手带患肢后伸逐渐上提

图3-21　屈肘,肩上举、后伸训练

2. 肩前屈、上举、外展、旋转的辅助训练法

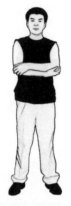

① 健手托患肢肘关节
（起始）

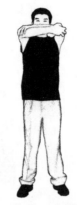

② 健手带动患肢上提

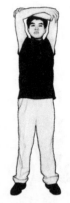

③ 健手带动患肢逐渐
上提并超过头部

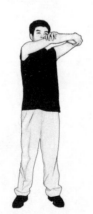

④ 健手带动患肢抬举
一定程度，向左旋转

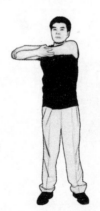

⑤ 健手带动患肢抬举
一定程度，向右旋转

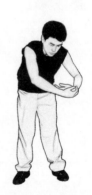

⑥ 略弯腰背，肘关节半
屈曲，健手托住患肢腕
部左右旋转（肩部运动）

图3-22　肩前屈、上举、外展、旋转的辅助训练法

3.肩上举、外展的辅助训练法（棍棒操）

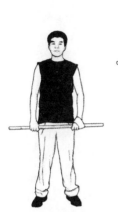 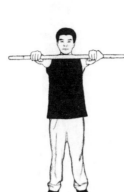 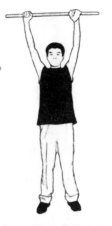

① 双手握棍两端（患肢用弹性宽带固定，手背向外）　② 逐渐向上　③ 双手持棍高举过头（注意双肘保持伸直）

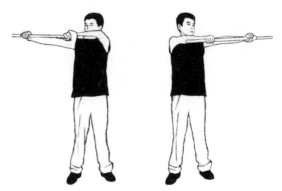

④ 举棍一定程度向左右推伸（健肢向患肢向外伸展）

图3-23　肩上举、外展的辅助训练法

4. 屈肘，肩前屈、上举的辅助训练法

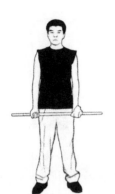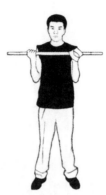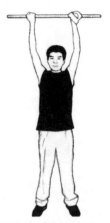

① 在双手下垂握棍两端（掌心向外）患肢同样用宽带固定

② 健肢带患肢上下使肘关节屈伸运动

③ 双手握棍高举过头

图3-24　屈肘，肩前屈、上举的辅助训练法

5. 肩后伸的辅助训练法（棍棒操）

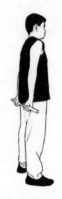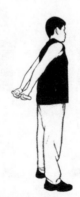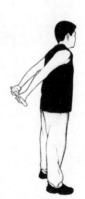

双手握棍于背后（患肢用弹性宽带固定）掌心向外用力然后逐渐上举

图3-25　肩后伸的辅助训练法

6. 伸腕、伸指的辅助训练法

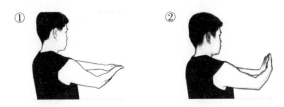

健手握住患手掌心部,用力向上伸腕、掌指及指间关节

图3-26　伸腕的辅助训练法

7. 屈腕、屈指的辅助训练法

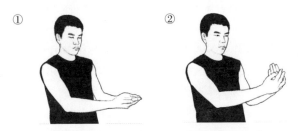

179

健手托住患肢手背,用力向上屈腕、掌指及指间关节

图3-27　伸指的辅助训练法

七、牵引治疗

牵引治疗是通过牵引器械包括电动牵引装置,使关节和软组织得到牵伸而达到治疗目的。牵引常结合按摩、医疗体操、热疗进行。常用的有颈椎牵引,腰椎牵引及四肢关节功能牵引。颈椎牵引主要用于治疗颈椎病,腰椎牵引主要用于治疗腰椎间盘突出症;其作用是使紧张的和痉挛的肌肉放松,分开相邻椎

体,使相应的椎间隙和椎间孔增大,从而减轻神经根受压或促使椎间盘突出物还纳或移动,使疼痛缓解。四肢关节功能牵引是对被牵引关节的近端肢体适当固定,在远端肢体沿需要的方向直接或通过滑轮悬挂重量做牵引。牵引中肌肉逐步松弛,使牵引力能集中作用于粘连和挛缩组织,可以较好地克服纤维组织内部黏滞阻力,而起到牵伸作用。牵引重量不宜过大,以患者能耐受为宜。

八、推拿手法治疗

中医推拿是我国一种有效的传统疗法,是古老的属物理疗法。运用手法在患者体表特定部位或穴位上进行治疗的一种治疗方法,使患者通过手法效果达到康复目的。

据文献记载和长期疗效观察,推拿在临床中多用于伤骨科、手外科,运动系统的疾病损伤为多,推拿在康复运用中安全有效,熟能生巧,易被患者接受,不扰乱人体生理节奏,运用得当无副作用,促进人体提高抗病功能,达到康复目的。

(一) 推拿手法技能概述

作为一名推拿康复师,在康复医学技能操作中,如能独立掌握一门推拿手法技术,并在临床中实施行之有效的手法,将柔和、刺激、舒适振奋的疗法带给被操作者(患者),会给人一种健康、向上自信的感受,对恢复肢体功能有着重要的意义,在康复医学事业中,传统推拿手法将是一部不可缺少的重要组成部分。

虽然,在许多肢体功能重建康复中所采用的各种疗法的疗效是显而易见的,但作为整体康复治疗中,推拿手法所带来的松弛缓和兴奋、促进的功效,会给被操作者留下深刻印象,但由于推拿手法的不熟练,给被操作者效果不明显,往往致使推拿操作者低估了推拿手法的价值,所以推拿手法的技巧高低就会体现出康复医疗效果和实际价值。

我们若能完了解推拿手法的疗效,那么它在现代康复医学中的价值,自然会变得非常明确。在较高素质修养的推拿医师实施推拿手法后,他们的推拿技术是会完全产生极为突出的感效,对被操作者在康复保健中身体系统的调整,对肌体平衡、强健、松弛、柔和、调节、传导神经功能中都有一定的促进作用。虽然运动在维持身体康复中起到的作用是不容取代的,但推拿疗法对改善人体循环系统同样具有相当的疗效。推拿手法对身体肌肉系统的作用能增加"组织液"的交换,减轻疲劳,防止肌肉紧张。往往肌肉紧张,可见压力过重,如严重神经伤残患者、神志恍惚、有失落感,故常需要推拿手法来按摩,使患者有舒适感。若肌肉痉挛、变硬、纤维组织变厚、伸展活动包括被动活动受限等一些症状出现,可采用推拿手法,使肌肉调试到最高的工作效率,手法作用于某些部位可使肌肉自行产生补偿的动作来减轻拉力,因而在发生肌肉僵硬情况下,推拿手法和被动运动能有效地防止肌肉进一步硬化,能使肢体肌肉保持一定程度地改善,促进肢体功能的康复。

通过推拿手法,使患者身体系统得到调整,这是一种古老的传统推拿医学,在现代医学中已被融入。推拿疗法已作为一部单独医学开设,它的价值得到了极大的关注和肯定,推拿手法曾在历史上有过交流的记载(著书记载),除中国医学推拿按摩外,在世界各国也在蓬勃开展。近来的推拿按摩研究更为科学化、世界各地或不同领域的专业人员开始研究不同的推拿、按摩动作,尤其对人体血管、淋巴、神经、肌肉等系统的反应和效果。各国也根据自己的国情,有不同推拿手法动作、影响以及结合多种推拿手法动作所产生的特殊效果,在一定程度上的观念也并不一致（各种流派）。也有对推拿手法在恢复肌肉组织功能的看法也有分歧，但推拿手法实际疗效都能肯定。因此在一些医疗单位已将推拿归在康复物理治疗部门，也有医疗单位独立设为专科。

推拿手法作为一种治疗手段，进入康复领域，对人体的各部位会产生不同程度的反应，其疗效也不一样，如果我们运用合理组合的符合推拿手法动作，那么会产生较为完整的理想效果，会给被操作者留下舒适放松的传导感觉，使其精神饱满、活力充沛。

然而，推拿手法通常受到重视的是松弛、强健功效，对于康复患者来说是一种推动，与其他疗法对比是具有一定优越性的。

推拿手法操作者在治疗过程中，同时可以学到许多与人体解剖有关的专业知识（如骨骼、肌肉、神经、血管等），以及包括给被操作者（患者）带来的感觉变化，由于被操作者所患的疾病不同，所给疗法也不一，操作者的能力都会随着推拿手法技巧的进步而有所改善，由于与被操作者的接触机会较多，操作者自然可以更加了解患者的变化，特别是患者部位的感受。

实施真正有效的推拿手法操作前，操作者必须对被操作者身体的肌肉、肌腱、骨骼、神经、循环系统有深度的了解，患者经过推拿手法后，肌肉群就会进行重要的运动调整。另一方面，推拿手法的运动计划，也是很重要的，再说这一方面的知识也可以作为对被操作者表面肌肉组织所获取的资料的补充，帮助我们做更为正确更为具体的康复治疗；同时也可使我们认识到身体肌肉是立体的，其连同骨骼、关节、肌腱、神经可以使身体进行运动或做各种动作包括精细动作。运动的促成是经由神经系统的指挥，但对推拿手法来说最主要还是确定肌肉系统的情况以及各人的肌肉位置，由于正确的推拿手法可以改善静脉与淋巴循环。因此，对推拿手法者来说，还须具备有关人体循环的专业知识。推拿手法本身具有局部和全身效果,若结合康复综合治疗如电疗、热敷、体疗等则能进一步改善血液和淋巴循环,加速血流量,对人体各大系统的促进都有极大帮助。

推拿手法的疗效是短暂的、缓慢的,促进患肢的康复需要一个长期的疗程,这样才能达到一定的疗效。现在虽然还没有足够的医学研究,能够充分说明推拿按摩在改善循环方面的价值,但推拿手法对关节灵活,肌肉韧性的提高,以及对神经传导如获得新生的感觉等都可以在推拿治疗过程中得到受益。除此以外,推拿可以改善皮肤组织对组织纤维的变性、堆积。然而在众多的益处中,还有比较重要的是推拿手法所带来的轻松弛缓的感觉,使被操作者放松肌肉、缓解焦虑和紧张。

推拿手法对身体的健康以及肢体功能康复都有很大的疗效,是康复综合治疗中不可缺少的一种项目。

(二)推拿手法的效果

通过前面的概述,我们明白在康复治疗中,操作者并不需要证明推拿手法的特别作用,但要肯定推拿手法的疗效,并且能够发挥推拿手法的最佳功效,因为推拿手法医师与手术医师不同,故着重也不同。前者是以康复肢体功能为宗旨,而后者是以治疗疾病为宗旨,所以两者的侧重点是不相同的,其可以相辅相成,互相结合,为患者全程治疗打下了良好基础,尤其对神经伤残的患者,然在常规治疗中需推拿手法时也会出现物理疗法来代替,(如电疗法、电刺激)。临床医学中,在物理治疗中,仪器的运用多于推拿手法的实施,特别是在综合性医院,对推拿手法使用已经减少。

通过分析,我们在康复医学事业中,推拿手法是必不缺少的一个组成部分,对患肢的康复是有很大帮助的,特别对促进功能恢复、矫正,改善身体状况、肌肉、神经、肌腱等。经训练有素的职业推拿手法操作者，在实施推拿手法后能获得一定范围的效果，如果康复医师在综合治疗中能结合推拿手法，那么对被操作者来说是会产生意想不到的疗效。中国在历史上都有记载，在一些国家，在手法治疗过程中也提到"按手治疗"就是用手来治疗疾病。在中国一些中医大学里也专门开设专科，今天推拿疗法在康复领域中已越来越被人们所认识，通过一系列的事实证明，经有充满爱心，关怀，又有技巧纯熟的手法推拿治疗后，的确会给患者身心带来舒适、平静和明显的疗效。

在推拿手法过程中，需要用介质或称为媒介物（如按摩膏、滑石粉、水杨酸甲酯、麻油等），在使用过程中是有许多好处，但要有目的选择，如皮肤干燥，选择按摩油膏，可增强皮肤润滑性，如果皮肤本身较油腻或容易出汗，可使用滑石粉或不使用任何介质直接通过本身的油腻皮肤，但操作者必须洗净双手。介质的增加可以防止皮肤破损和增加疗效。

（三）推拿手法的作用

中医推拿医术源远流长，历代相传，积累了大量的丰富宝贵临床经验。一般来讲，推拿作用是行气活血，滑利关节，调节脏腑，恢复正常生理功能。《医宗金鉴·正骨心法要旨》中阐述说"因跌打闪失以致骨缝开错，气血淤滞，为肿为痛，宜用按摩法，按其经络，以通郁闭之气，摩其壅聚，以散瘀结之肿，其患可愈。"

中医理论指出，经络遍布全身，内属于脏腑，外络于肢节，沟通和联结人体所有脏腑、器官、孔穴及皮毛、筋肉、骨骼所组成。通过气血在经络中运行，组成整体的联系。传统的推拿手法作用于体表局部，有通经络，行气血，濡筋骨。并且由于气血循着经络的分布流注全身，能影响调节内脏及其他部位。如按揉背部T11及T12椎旁的脾俞、胃俞能健脾和胃。按点合谷穴可止牙痛。所以推拿手法治病不仅是以痛为腧的局部取穴，还可根据经络联系关系，循经取穴。

现代医学认为，中医推拿手法是物理刺激通过手法作用于人体引起组织纤维发生生理反应。通过神经反射与体液的调节，使功能达到治疗效果，有报道说：采用按摩类手法直接接触皮肤操作，可以清除衰老的上皮细胞，改善皮肤呼吸，有利于汗腺，皮脂腺的分泌，增加皮肤光泽和弹性。推拿手法还可以促使毛细血管扩张，增加血液循环，使肌肉血液循环改善，损伤的组织可以得到改善和修复。推拿手法在体表逐渐进展到一定的程度。继续挤压可加快血液循环和淋巴回流，如颈椎病中的椎动脉型供血不足的病例中，发现经推拿手法治疗后血供可得到改善，症状缓解。也有人在做狗的淋巴管实验发现，推拿后狗的淋巴流动增加了7倍，所以说推拿对循环不良引起的水肿有一定的效果，可促进静脉回流加快。使肿胀与痉挛消除或减轻。在人体软组织疾病中，推拿手法的一些整复技巧对软组织的痉挛、粘连、骨与关节嵌顿错位都有一定的疗效。

185

推拿手法还可以调整神经系统兴奋与抑制，取决于手法的轻重与技巧，使之保持相对平衡，促进血液循环，降低血压，改善心脏的供血，也可以在按压某些穴位如足三里与中脘，可以使胃肠蠕动增快，改善胃肠功能。按压睛明、攒竹、丝竹空穴位，使眼周围血管舒张，有改善眼视力作用。有的穴位还可以调节膀胱收缩，加速排尿和排便功能。手法还可以使血液成分和代谢变化。有人在实验室证明，推拿后细胞总数和吞噬能力增加。淋巴细胞比率升高，红细胞轻度增加。血清中补体效价、氧的需要量、排气量，排尿量和二氧化碳的排量也都有增加，使人体免疫功能、抗病能力增加，使机体康复。

（四）推拿在康复医疗中的应用

推拿疗法应用范围很广：

伤骨科、手外科运动系统中的软组织疾患如筋膜、肌肉、腱鞘、韧带、关节囊、滑膜、神经、血管的各种扭挫伤，各种慢性劳损。

伤骨科、手外科术前、术后的功能恢复，功能代偿，截肢断肢再植后。

心血管疾病中的高血压、冠心病、脉管炎、呼吸系统的哮喘、气管炎、咳嗽、气急。

消化系统的胃与十二指肠溃疡病、胃下垂、胃肠道功能紊乱。

神经系统的神经衰弱，各种瘫痪（失神经营养）。

儿科疾患中的消化不良、营养不良、小儿麻痹症、小儿斜颈（肌性）。

（五）中医推拿手法技巧学

定义：用手或肢体其他部分，按各种特定的技巧动作，在人体体表操作的方法称推拿手法。推拿手法要求：「持久」、「有力」、「均匀」、「柔和」，从而达到渗透目的的作用。

「持久」：运用手法能按要求持续一定时间而不间断。

「有力」：是指手法必须具有一定的力量作用，但这种力量应视病情、患者的体质、部位等不同情况而增减。

「均匀」：指手法用力要均匀、有节奏、速度不能时快，时慢，压力不要时轻时重。

「柔和」：指手法要轻而不浮，重而不滞，柔中有刚，不可生硬粗暴或用蛮力，变换动作要自然。

以上各种手法是互相联系有机的统一。要熟练掌握各种手法并能在临床上灵活运用，必须经过一定时期的手法练习和临床实践,才能由生到熟,熟而生巧,得心应手,运用自如。《医宗金鉴》说:"一旦临症,机能于外,巧生于内,手随心转,法从手出。"

推拿手法种类很多(包括各种流派手法)。推拿手法基本上可归为六大系统类:

- 摆动类(一指禅推法、滚法);
- 摩擦类(摩法、擦法);
- 振动类(抖法、振法);
- 挤压类(按法、点法);
- 叩击类(拍法、击法);
- 运动关节类(摇法、背法)。

(六) 推拿的作用原理

推拿属中医外治法之一,施用各种技巧手法治疗疾病的一门中医学科。推拿通过手法作用于人体体表的特定部位,以调节机体的生理、病理状况达到治疗效果。

1. 现代医学理论依据

(1) 推拿手法对皮肤的影响　促进皮肤功能,改善皮肤组织,加强皮肤弹性(如瘢痕挛缩)。

1) 减少皮肤变粗,对皮肤疣、小束肿和皮肤上细小的纤维硬块,可以自然消散。

2) 促进皮肤的皮脂分泌。(推拿手法时,如使用具有良好渗透性的按摩膏或按摩油可增加油脂分泌的效果)。

3) 保持皮肤的清洁,因而降低细菌侵袭的机会。

(2) 推拿手法对肌肉的影响　推拿手法对肌肉力量增加不明显,却可保持肌肉正常功能。推拿手法可消除肌肉组织内堆积的乳酸(蛋白质分解产物),减轻肌肉组织的疲劳。

一定时间的推拿手法,可消除肌肉组织中"纤维变性"的形成，或者在"纤维变性"已经形成之后，减低它的发展。

（3）推拿手法对皮下脂肪组织的影响　推拿手法对脂肪组织的堆积没有直接的影响，但有计划的功能操练和推拿手法的结合，可使身体松弛的肌肤变得结实，而且可以促进血液循环。

局部推拿手法与体疗运动配合，有助于减少长期堆积的多余脂肪和改善皮下脂肪组织。

如果循环功能不良所引致患肢形成的软性脂肪堆积，可以借助于推拿手法而获得改善。其目的是改善血液循环以及消除的细胞内的渗透物，如氮和一氧化碳排泄。

（4）推拿手法对神经组织的影响

1）推拿手法可刺激感觉神经末梢，引起皮肤循环纲络中的反射反应。

2）推拿手法是作用于肢体神经通路上，可使神经路径传导延伸加强。

3）推拿手法刺激体表后，由体表末梢感受器经肢体传入神经，使周围组织兴奋性增大，提高传导性。

4）推拿手法可使肌肉放松，肌肉黏滞性减小，对卡压的神经可帮助松解。

5）推拿手法作用于肌肉后，使热能的作用促进血管扩张，增加局部皮肤和肌肉的营养供应，可使肌肉弹性明显好转，促进肿胀挛缩消除，并使神经组织得到营养，使失神经而致的肌萎缩得以改善。

（5）推拿手法对血管、淋巴、静脉等的影响

1）推拿手法持续挤压后可增加血流和淋巴循环及静脉回流，改善肢体病变部位血液循环和淋巴循环，加速水肿和病变产物的吸收和排泄，减少肿胀。

2）推拿手法作用于僵硬肌肉组织时，可对肌肉的伸展性增加、促使肌肉逐渐放松（有关测定肌肉放松时，血流量比肌肉紧

张时要提高10多倍,使局部组织温度增高,大大改善肌肉血液循环)。采用松弛推拿手法将益于患肢的血供,由于周围血管的扩张,降低了循环阻力。

2. 祖国医学理论依据　推拿对筋伤的作用(人体软组织如血管、肌肉、肌腱、韧带、筋膜、关节囊、神经)治疗关键在于「通」、「通则不痛」。

(1)舒筋通络

1)推拿直接放松肌肉的机制有三个方面:① 加强局部循环,使局部组织温度升高。② 在适当的刺激作用下,提高了局部组织的痛阈。③ 将紧张或痉挛的肌肉拉长从而解除其紧张痉挛,以消除病痛。

2)推拿可以消除导致肌肉紧张的病因,其机制有三个方面:① 加强损伤组织的循环,促进损伤组织的修复。② 加强循环的基础上,促进因损伤而引起的血肿、水肿的吸收。③ 对软组织有粘连者则可以帮助松解粘连。

189

舒筋通络可使紧张痉挛的肌肉放松,气血得以通畅,因此可以说松则通,通则不痛。

(2)理筋整复　人体软组织中的肌肉、肌腱、筋膜、关节囊、神经等受到外界的暴力影响和机体内在因素造成损伤如撕裂、滑脱、移位(肌腱滑脱症、腰椎间盘突出症)关节功能障碍、嵌顿、受压、通过推拿手法使受损组织理顺复位、舒筋通络、活利关节、缓解疼痛、消除压迫,使软组织得到改善和恢复到正常的生理功能。

(3)活血化瘀　人体软组织受损后,会出现肿胀和疼痛。由于血管受损、血离脉管、经络受阻造成气血受阻、流通不畅,在推拿手法作用下,加强了局部的血液循环,畅通气血运行,促进局部瘀血吸收而起到「活血化瘀」的疗效,促进受损组织修复。

3.「动」「通则不痛」「松」在推拿手法中的运用

「动」是推拿手法治疗的特点,在展示手法过程中,对患者来说「动」包括三个方面：一是促进肢体组织的活动，二是促进气血的流动，三是肢体关节的被动运动。

中国医学「通则不痛」的理论，在伤筋的推拿治疗中可具体化为「松则通」、「顺则通」、「动则通」三个方面（实际上这三者是不能分割的，相互转化）「松」、「顺」、「动」三者有机结合在一起，互相关联。

「松」中有顺，「顺」中有松，而「动」也是为了软组织的「松」和「顺」。这三者结合起来可达到「通顺不痛」的要求，从而起到治愈病痛的目的。

（七）推拿手法技巧要求

推拿医师手法直接作用于机体、对获得被操作者的效果，手法熟练程度，及如何应用是需要非常重视的。一个合格的专业推拿医师，需要经过严格的专业训练，和经过一定时期的手法练习和临床实践，并能够掌握各种手法技巧应用自如，对每一个被操作者设计出完整推拿步骤，以取得理想效果。

（1）推拿医师最重要的、需要过硬的熟练技巧、运用手法时、了解自己每一个动作的作用，和达到目的。

各种手法技巧能够有持续的一定时间，保持正确的动作，操作手不感到疲劳。

（2）操作时动作要有节奏，保持需要的速度，能自由展开各种动作，要有连续性和稳定感。

（3）手法运用时要有力度感，对每一个被操作者的身体实际情况，以及不同部位，保持一定的力量，根据需要而增减。

（4）保持柔和性，做到手法轻重、柔软、均宜得当，给被操作者带来无痛苦状态。

（5）加强平时做各种动作的手部操练习，加强手部灵活性，和指部力量，以适应各种人体体魄，取得最佳效果。

（6）熟悉人体的肌肉结构，采用手法时，根据肌肉状态，随时加以变化，选择的力量，和操作运用时都必须相之适应。

（7）对推拿手法的各种技巧方法和流派，都要有一个正确的认识，吸取精华为原则，相互取长补短，促进推拿事业在上肢（手）功能康复医学中的发展。

作为一名训练有素的专业推拿医师，手法的技巧会给康复、健康带来最大保健，更需要真正了解推拿手法的临床疗效，这样才给被操作者在身心方面取得最大益处。

（八）推拿手法示意

1. 双手按揉法（图3-28）

手法：用双手掌侧紧贴患肢自近端逐渐向远端按揉。

要求：操作过程中要紧贴皮肤，带动肌肉旋转360°。压力、频率要均匀，动作要灵活，一般速度，每分钟120次，尤其在神经通路处要柔软，稍带刺激感，以活跃神经细胞。

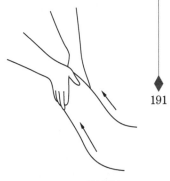

图3-28　双手按揉法

作用：

● 促进血液循环，缓解肌肉，韧带痉挛。

● 增强肌肉，韧带的活动能力。

● 消肿止痛，松解粘连，活跃神经细胞。

2. 单指按揉法（图3-29）

手法：用单指（或用大鱼际肌）自近端逐渐向远端按揉。

要求：操作过程中要紧贴皮肤，带动肌肉旋转360°。压力、频率要均匀，动作要灵活，一般速度，每分钟120次，尤其在神经通路处要柔软，稍带刺激感，以活跃神经细胞。

191

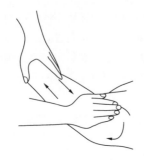

图3-29 单指按揉法

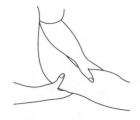

图3-30 双手指揉捏法

作用：

● 促进血液循环，缓解肌肉，韧带痉挛。

● 增强肌肉，韧带的活动能力。

● 消肿止痛，松解粘连，活跃神经细胞。

3. 双手指揉捏法（图3-30）

手法：用双手指腹着力于治疗部位，做轻柔缓和的环旋转动，挤拿上提的动作。

要求：操作时揉捏相配合运用，动作柔和深透。

作用：

● 增加局部静脉与淋巴管回流，促进肢体消肿。

● 紧绷的肌肉纤维可以得到松弛。刺激神经通路活跃神经细胞。

4. 双拇指按转法（图3-31）

手法：用双手拇指腹着力于治疗部位，逐渐用力下按，并做轻柔缓和的环旋运动。

要求：在按法的基础上，增加缓慢的环转揉动，紧按慢移。

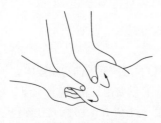

图3-31 双拇指按转法

作用：

● 促进动、静脉循环，消除静脉充血现象。

● 刺激神经末梢，引起皮肤循环网络中的反射反应，活跃神经细胞。

● 促进皮肤肌肉放松，消肿

疼痛。

5. 双手掌心拍击法（图3-32）

手法：用手掌心叩击体表治疗部分。

要求：五指伸直并拢，掌指关节微屈，掌心虚空连续不断而有节奏地拍打体表治疗部位。

作用：

● 改善局部皮肤温度，局部血管扩张。

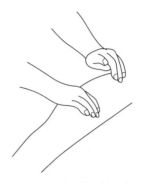

图3-32 双手掌心拍击法

● 改善局部营养反应，促进新陈代谢，使变性组织得到改善。

● 刺激神经干加快神经细胞传导。

6. 双手侧击法（图3-33）

手法：双手尺侧掌指部和小鱼际做有节奏地自上而下地纵叩、击打体表治疗部位。

要求：手指自然伸直，动作宜轻快而有节奏，紧击慢移。

作用：

● 解除肌肉痉挛。

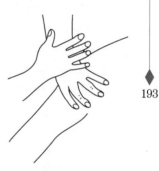

图3-33 双手侧击法

● 加速淋巴回流，消除肿胀。

● 避免在组织间内形成纤维组织炎和肌肉挛缩。

● 刺激神经干加快神经细胞传导。

7. 双拇指分推法（图3-34）

手法：用双手拇指螺纹面自一定部位向两旁做分向推动手法。

要求：分推操作时，双手拇指螺纹面紧贴治疗部位，分别向两旁做分向推动，用力要均匀、动作要柔和、协调，分推时可做弧

193

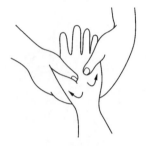

图3-34 双拇指分推法

形移动。

作用：

● 使皮肤、肌肉、肌腱组织结构之间消除或预防粘连（如手内在肌挛缩和屈肌腱粘连）。

● 活利关节。

● 活跃神经细胞，预防消除神经粘连。

8. 拳掌叩击法（图3-35）

手法：双手握空拳，腕关节伸直，用拳掌平击治疗部位。

要求：动作要有节奏，整个拳掌平稳接触治疗部位。

作用：

● 促进循环系统的功能，局部皮肤发红（引起局部血管扩张）。

● 皮肤温度增高，肌肉组织产生反射性的刺激与收缩。

● 对皮肤感觉迟钝有改善。

● 促使神经传导变得更通畅。

9. 多指平推法（图3-36）

手法：用第2～第5指指端附着于一定部位，自远端向近端做单方向直线移动的手法。

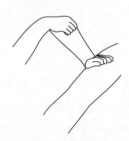

图3-35 拳掌叩击法

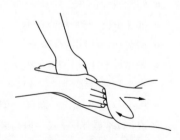

图3-36 多指平推法

要求:操作时要贴紧皮肤,稳定向上直线移动。

作用:

- 能增高肌肉的兴奋性。
- 促进血液循环。
- 理顺肌肉、肌腱。
- 刺激神经路径,并使神经路径传导加强。

10. 拇指平推法(图3-37)

手法:用拇指桡侧缘附辅用示指附着于一定部位,自远端向近端做单方向直线移动的手法(或按经络、神经干与肌纤维平行向上推进)。

要求:操作时要贴近皮肤,稳定向上直线移动。

作用:

- 能增高肌肉的兴奋性。
- 促进血液循环,理顺肌肉、肌腱。
- 刺激神经路径,并使神经路径传导加强。

11. 多指按揉法(图3-38)

手法:用多指指腹(螺纹面)(第2~第4指)紧贴患肢自近端逐渐向远端按揉。

要求:操作过程中紧贴皮肤,带动肌肉旋转360°。压力、频

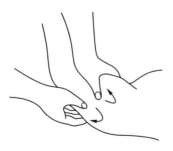

图3-37 拇指平推法

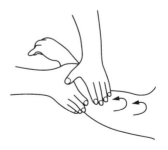

图3-38 多指按揉法

率要均匀,动作要灵活,一般速度每分钟120次,尤其在神经通路处要柔软,稍带刺激感,以活跃神经细胞。

作用:

- 促进血液循环,缓解肌肉,韧带痉挛。
- 增强肌肉,韧带的活动能力。
- 消肿止痛,松解粘连,活跃神经细胞。

12. **拇指示指按揉法**(图3-39)

手法:用拇指示指指腹(螺纹面)紧贴患肢自近端逐渐向远端按揉。

要求:按揉过程中要紧贴皮肤,带动肌肉旋转360°。压力、频率要均匀,动作要灵活,一般速度每分钟120次,尤其在神经通路处要柔软,稍带刺激感,以活跃神经细胞。

作用:

- 促进血液循环,缓解肌肉,韧带痉挛。
- 增强肌肉,韧带的活动能力。
- 消肿止痛、松解粘连,活跃神经细胞。

13. **拔伸旋转法**(图3-40)

手法:用拇指、示指捏住患指处,两手同时用力做相反方向拔伸运动,并做环转摇动。

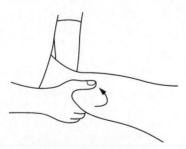

图3-39 拇指示指按揉法

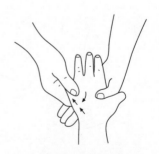

图3-40 拔伸旋转法

要求:在拔伸法操作的基础上,同时配合关节的左右旋转摇动。

作用:

● 活利关节,对扭错的肌腱神经和移位的关节有整复的作用。

● 僵硬的关节得到松弛,促进关节组织的活动达到修复。

14. 捻法(图3-41)

手法:用拇指与示指捏法治疗部位做快速的捻搓动作。

要求:用拇指、示指螺纹面夹住治疗部位,做对称如捻线状的快速来回捻搓,动作灵活、连贯,轻快柔和,紧捻慢移。

作用:

● 用于指关节,理筋通络(对指间关节僵硬,关节活动不利)。

● 消肿,止痛有缓解作用。

● 刺激调节末梢神经。

15. 双手扣敲法(图3-42)

手法:将双手握成宽松的拳头,并将手臂抬高,利用重力落下,以空心拳扣敲所需部位。

要求:动作要有节奏,快、慢可根据所需刺激程度而调整。

作用:

● 促进循环系统的功能,局部皮肤发红(引起局部血管扩张)。

● 皮肤温度增高,肌肉组织产生反射性的刺激于收缩。

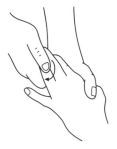

图3-41 捻法

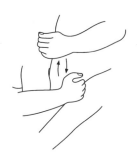

图3-42 双手扣敲法

● 皮肤感觉迟钝有改善,促使神经传导变得更通畅。

16. 双手拇指旋推法(图3-43)

手法:用双拇指螺纹面附着于治疗部位做螺旋形推动手法。

要求:用大拇指的螺纹面附于治疗部位做螺旋形推动。

作用:

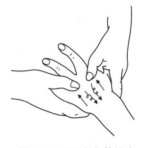

图3-43 双手拇指旋推法

● 在手背部促进血液循环。

● 缓解局部皮肤感觉迟钝。

● 加快神经路径的传导,产生松弛,减轻紧张。

● 局部皮肤温度增高,加速血液循环。

17. 拇指摩法(图3-44)

手法:用拇指指腹放于体表治疗部位做环形的有节奏的摩动手法。

要求:动作轻柔,操作时不带动局部肌肤。

作用:

● 改善皮肤纤维出现的粘连。

● 刺激表面微血管的扩张。

● 加强皮肤弹性,消除水肿。

● 促进神经细胞活跃。

18. 双手搓摩法(图3-45)

手法:用手掌面着力于治疗部位或夹住肢体做交替搓摩动作。

要求:搓摩动作要快,但移动要慢,施力要均匀,并紧贴治疗部位,动作要连贯。

作用:

● 防止组织粘连,松弛关节。

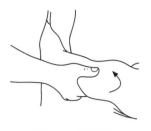

图3-44　拇指摩法

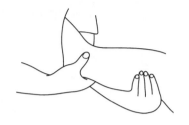

图3-45　双手搓摩法

- 放松肌肉,松解粘连,活跃神经细胞。
- 促进血液循环。

九、针灸治疗

经络属于脏腑,外络于肢节,沟通于脏腑与体表之间,将人体脏腑组织器官联系成为一个有机的整体。通过行气血,营阴阳,使人体各部的功能活动得以保持协调和相对的平衡。针灸的临床治疗(上肢常用穴位),就是以经络为理论,根据通过大量的科学实践和针灸治疗原理,明确到针灸对人体各系统功能有调整的作用,能增强机体的免疫能力和镇痛作用等。深入研究表明,针灸穴位对神经细胞、电生理学和神经递质生物因子等能起到一定作用。

上肢(手)部常用穴位如下。

1. 肩井

穴名:肩井

经络:足少阳胆经

定位:大椎穴与肩峰连线的中点。

主治:头项强痛、肩背疼痛、上肢麻痹等。

解剖:有斜方肌、深层为肩胛提肌与冈上肌、有颈横动静脉、布有腋神经分支、深层上方为桡神经。

199

备注：文献摘录：该穴为调节全身气血，治疗上肢不遂等。

2. 鱼际

穴名：鱼际

经络：手太阴肺经

定位：第一掌骨中点，赤白肉际处。

主治：大鱼际肌萎缩、大拇指屈伸不利、掌背部麻木等症。

解剖：有拇短展肌和拇指对掌肌，当拇指头静脉回流束、布有前臂外侧皮神经和桡神经浅支混合支。

备注：文献摘录：胸背痛、咳嗽、发热、炎症等。

3. 少海

穴名：少海

经络：手少阴心经

定位：屈肘，当肘横纹尺侧端凹陷中。

主治：肋间神经痛、尺神经损伤、前臂麻木疼痛、肘关节伸屈不利、神经衰弱等。

解剖：有旋前圆肌、肱肌，有贵要静脉，尺侧下副动脉，尺侧返动脉，布有前臂内侧皮神经。

备注：文献摘录：头痛、四肢麻痹、举止不利等。

4. 大陵

穴名：大陵

经络：手厥阴心包经

定位：腕横纹中央，掌长肌腱与桡侧腕屈肌腱之间。

主治：失眠、肋间神经痛、腕关节疼痛、手指麻木、心悸、腕部劳损等。

解剖：在桡侧腕屈肌腱与掌长肌腱之间，有拇长屈肌和屈指深肌腱、有腕掌侧动、静脉网，布有正中神经干，前臂内侧皮神经，正中神经掌皮支。

备注：文献摘录：上肢肿胀、湿疹、手臂麻痹、疼痛等。

5. 劳宫

穴名：劳宫

经络：手厥阴心包经

定位：手掌心横纹中，第二、第三掌骨之间。

主治：手指麻木、手掌多汗、心悸、颤抖、手内在肌挛缩、手指关节活动不利。

解剖：在第二、第三掌骨之间，下为掌腱膜，第二蚓状肌及屈指浅、深肌腱，深层为内收拇肌横头的起端有骨间肌、有指掌侧总动脉，布有正中神经的第二指掌侧总神经。

备注：文献摘录：心痛、手颤等。

6. 曲泽

穴名：曲泽

经络：手厥阴心包经

定位：肘横纹中，肱二头肌腱尺侧缘。

主治：肘关节屈伸不利、麻木、颤抖、肘臂牵痛等。

解剖：在肱二头肌腱内侧，当肱动、静脉及正中神经干。

备注：文献摘录：肘臂痛、烦躁身热、胃痛呕吐等。

7. 臂中

穴名：臂中

经络：奇穴

定位：腕横纹与肘横纹连线之中点，两骨之间。

主治：上肢瘫痪、手部痉挛、前臂神经痛、屈肌群肌萎缩等。

解剖：在桡侧腕屈肌，屈指浅肌中。深部在屈指深肌与屈拇长肌间，过骨间膜有外展拇长肌，伸拇短肌，指总伸肌，布有正中神经及前臂骨间掌肌及背侧神经等。

备注：文献摘录：上肢瘫痪、麻痹、风湿等症。

8. 阳池

穴名：阳池

201

经络：手少阳三焦经

定位：腕背横纹中，指总伸肌腱尺侧缘凹陷中。

主治：手腕疼痛、抬腕无力、手指伸展不能等。

解剖：在手腕背侧，在指总伸肌腱与小指固有伸肌腱之间，下有腕背静脉网，腕背动脉，布有尺神经手背支，及前臂背侧皮神经末支。

备注：文献摘录：腕痛无力、腕关节痛、目赤、咽喉肿痛等。

9. 肩髃

穴名：肩髃

经络：手阳明大肠经

定位：肩峰前下方，肩平举时，肩前呈现凹陷处。

主治：肩臂牵痛、肩关节周围炎、肩三角肌瘫痪、肩关节活动障碍等。

解剖：在肩峰与肱骨大结节之间，三角肌上部的中央有旋肱后动、静脉，布有锁骨上神经，腋神经。

备注：腋神经损伤致三角肌瘫痪该穴为主穴，对肩部风湿、臂无力等有作用。

10. 臂臑

穴名：臂臑

经络：手阳明大肠经

定位：垂臂屈肘，当三角肌下端止点处。

主治：肩臂痛、上肢瘫痪、外展上举不利、伸肘无力等。

解剖：三角肌下端，肱三头肌外侧头的前缘，有旋肱后动脉的分支，及肱深动脉，布有前臂背侧皮神经深层有桡神经。

备注：文献摘录：对颈项牵强、肩背疼痛、举臂不利等。

11. 外关

穴名：外关

经络：手少阳三焦经

定位：腕背横纹上2寸，桡骨与尺骨之间。

主治：上肢麻木疼痛、上肢瘫痪、腕痛无力、前臂伸肌萎缩等。

解剖：在指总伸肌和拇长伸肌之间，布有前臂背侧皮神经和骨间背侧神经。

备注：文献摘录：治手指挛缩和肌肉瘫痪、神经麻痹、耳聋、耳鸣、头痛等。

12. 阳溪

穴名：阳溪

经络：手阳明大肠经

定位：腕背横纹桡侧端、拇短伸肌腱与拇长伸肌腱之间的凹陷中。

主治：手腕痛、腕关节背伸不利、腕部腱鞘病等。

解剖：在拇短、长伸肌腱之间，有头静脉、桡动脉的腕背支、布有桡神经浅支。

备注：文献摘录：腕痛、肘臂不举、齿痛、头痛等。

13. 合谷

穴名：合谷

经络：手阳明大肠经

定位：手背，第一、第二掌骨之间，约平第二掌骨中点处。

主治：上臂部疼痛，上肢瘫痪、手指挛缩、麻木、臂丛神经损伤、手部肌肉萎缩等。

解剖：第一骨间背侧肌中，深层有内收拇肌横头，有手背静脉网为头静脉的起部，布有桡神经浅支的指背神经，深部有正中神经的指掌侧固有神经。

备注：文献摘录：各种疼痛为主穴，手指挛缩、肌肉瘫痪、神经麻痹等。

14. 曲池

穴名：曲池

经络：手阳明大肠经

定位：屈肘，当肘横纹外端凹陷中。

主治：上肢关节痛、麻木、上肢瘫痪、手臂肿痛、桡神经损伤等。

解剖：桡侧伸腕长肌起始部，肱桡肌的桡侧；有桡返动脉的分支，布有前臂背侧皮神经，内侧深层为桡神经本干。

备注：文献摘录：皮肤干燥、上肢瘫痪、麻痹、高血压、目赤痛等。

15. 手三里

穴名：手三里

经络：手阳明大肠经

定位：在曲池穴下2寸。

主治：肩臂痛、上肢麻痹前臂伸肌萎缩、肘部关节活动不利、桡神经损伤等。

解剖：在桡骨的桡侧有伸腕短肌及长肌，深层有旋后肌有桡动脉的分支，布有前臂背侧皮神经及桡神经的深支。

备注：文献摘录：对半身不遂、上肢麻痹、齿痛、颊肿等。

16. 极泉

穴名：极泉

经络：手少阴心经

定位：腋窝正中，腋动脉内侧。

主治：肩关节周围炎、肩臂疼痛、举臂障碍、臂丛神经损伤（炎）等。

解剖：在胸大肌的外下缘，深层为喙肱肌，外侧为腋动脉，布有尺神经，正中神经，前臂内侧皮神经及臂内侧皮神经。

备注：文献摘录：上肢举止不利、心痛、胁肋疼痛等。

17. 肘髎

穴名：肘髎

经络：手阳明大肠经

定位：屈肘、曲池穴斜向上方1寸，肱骨边缘。

主治：肘臂关节疼痛、麻木、挛缩、肘关节伸展无力等。

解剖：在桡骨外上髁上缘肱肌起始部，肱三头肌外缘，有桡侧副动脉，布有前臂背侧皮神经及桡神经。

备注：文献摘录：对肘臂痛、拘挛麻木等症。

18. 十宣

穴名：十宣

经络：奇穴

定位：两手10指尖端，距指甲约0.1寸处。

主治：指端麻木、手指肿胀、昏迷、高热、神经末梢炎等。

解剖：布有指掌侧固有神经，动、静脉末梢形成的神经血管网。

备注：可采用浅刺或点刺出血。

19. 天宗

穴名：天宗

经络：手太阳小肠经

定位：肩胛骨冈下窝的中央。

主治：肩胛背疼痛、举止不利、肩关节周围炎等。

解剖：在冈下窝中央冈下肌中，有旋肩胛动、静脉肌支，布有肩胛上神经。

备注：文献摘录：肩胛痛、胸肋不适胀满等。

20. 内关

穴名：内关

经络：手厥阴心包经

定位：腕横纹上2寸，掌长肌腱与桡侧腕屈肌腱之间。

主治：心悸、胸腹痛、呕吐、各种手术后疼痛、屈肌挛缩、手指麻木等。

解剖：在桡侧屈肌与掌长肌腱之间，有屈指浅肌，深部为屈指深肌，有正中动静脉，前臂外侧皮神经下为正中神经。深层为前臂掌侧骨间神经。

备注：文献摘录：心痛、胸肋不适，脾胃不适、各种疼痛症、呕吐失眠、上肢痹痛等。

十、支具在上肢(手)外科手功能康复中的应用

(一)康复支具的定义及发展史

「康复支具」是一个较新的名字，国内常用的同义字是夹板或矫形器。夹板的定义是利用坚硬物，例如木、金属等，来保护或防止骨折的移位。根据这个定义，在古埃及时代，人类已开始利用树枝或竹等材料作为固定骨折之用。在公元前1500年已有人利用铜作为固定的材料。在中古时期，藤亦是夹板的材料。约在公元1000年，有人用面粉、蛋白、树叶和泥土制作如石膏等作为夹板的材料，木及皮革等材料亦于公元1400年开始被使用。我国医史记载自三国时代起，就有用各种夹板来治疗骨折用夹板固定背脊的。矫形器英语Orthosis来源于希腊语，意思是保持稳固，是用一种器械使绑扎体变直、或畸形得到矫正。远在1592年已有人利用如盔甲似的矫形器改善躯体的变形。早在1750～1850年间，英国及法国的外科医生就开始与机械师合作制作矫形器。在1888年，已有上肢矫形器制作的书问世。支具的作用源远流长，是骨科治疗中的传统方法。

在20世纪初，伤口感染是一个普遍发生的问题，在1924年，Kanavel医生强调将手放在功能位置是处理"感染"手的一个重要步骤。他更采用有弹性拉力的矫形器防止手部感染后软组织的挛缩。在1940年间，美国亦暴发了小儿麻痹症，最高峰期的新症患者高达5万多人。矫形器在小儿麻痹症早期的应用包括将肩关节外展、肘关节屈曲、前臂外旋、腕关节背伸及拇指

在对掌外展位置。矫形器在小儿麻痹症后期的应用则较着重减少关节僵硬及手功能的恢复。这个时期矫形器所用的材料多以金属和皮革为主。治疗师侧重利用滑轮将前臂吊起，帮助患者克服重力的困难，使前臂关节尽早开始活动。治疗师亦利用橡皮筋或弹簧帮助患者手指的活动。

手外科医生在第一次及第二次世界大战伤兵的治疗中吸收了很多经验，例如在手术后将手放在功能位置、打石膏时小心过大的压力、手术后利用适当的矫形器及运动，防止关节的僵硬。矫形器的发展也由20世纪50年代只着重设计至现在着重融合于整体的疗程。现代支具随着材料学的发展，力学的介入、结合手术矫形、支具发挥了更大的作用，因此在康复的不同阶段，随着病情的发展，采用相应的支具，对损伤肢体应用支具起到了十分重要的作用。显微外科的进展，使手外科在骨科创伤矫形中显得越来越重要。支具在手外科术前术后中开展，采用支具是最合适的固定，协助功能的恢复，手术与支具的结合，为患者取得了更好疗效。随着各方面的转变，夹板及矫形器已不能够完全表达它的用途。「夹板」给人太重固定的感觉，而「矫形器」则偏重于矫形，所以两个名词都未能涵盖现时广泛的临床用途。「康复支具」是一个较适当的名词，它清楚点明治疗的目的，而名字亦不受材料的限制。

207

（二）康复支具的材料

材料方面，在20世纪90年代初期多采用皮革、金属、木、石膏及布等，在40年代开始有高温塑料及泡沫胶的使用，人造纤维在50年代亦曾被用作矫形器的材料。随着低温塑料在60年代的发展，矫形器的制作变得更为方便，在外形方面也更符合患者的要求。低温热塑板是一种特殊合成的高分子聚酯，经一系列物理和化学方法处理而成的新型材料，具有重量轻、强度高、透气、不怕水、完全透射线等优点,且无毒、无味、对皮肤无刺激性,是一种极为理想的外固定材料。

市场上低温热塑板的选择很多,常见的如Orfit, Klarity, Aquaplast,挑选时应按以下材料特征考虑(图3-46):

● 厚度、尺寸、孔眼-透气度

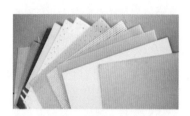

● 可塑性

● 记忆度

● 黏胶性

● 塑型温度

● 透明度

图3-46 低温热塑板材料

其他的材料,如金属铰链、金属组件、滑车、钢线、橡皮筋、棉布、羊皮、人造皮、潜水布等,(图3-47,3-48)也是制作康复支具常用的物料。随着材料学的发展,支具的应用在我国医学中将广泛开展,特别在矫形外科和康复医学领域中,应鼓励更科学化发展及应用支具技术,学科之间进一步沟通,对生物力学分析的进一步研究,新技术、新材料、人体组织性能的进一步认识,互为应用,促进支具外固定和动力型支具学的进一步发展。

208

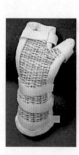

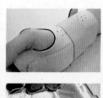

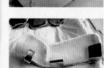

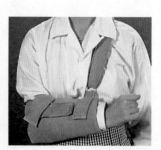

图3-47 其他各种材料(一)

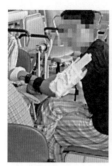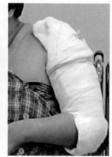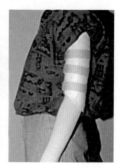

图3-48　其他各种材料（二）

（三）康复支具的分类

康复支具可分为静态（Static）、动态（Dynamic）及功能（Functional）性支具三种。前两种以支具的形态及对伤病的作用为分类准则，（图3-49、图3-50）功能性支具则主要用来帮助患者处理日常生活活动的需要，如利用支具固定餐具或其他辅

209

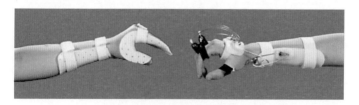

图3-49　静态与动态型支具（手功能位）

图3-50　静态型支具与动态型支具（尺神经）

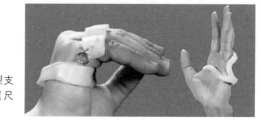

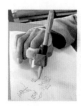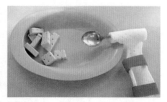

图3-51　功能性支具

助器等。（图3-51）随着临床的需要，康复支具的设计可变得非常复杂，例如一个支具内可包括动态、静态及功能三个元素，所以更重要的是看哪个关节需要活动，哪个需要固定，这个支具最主要的治疗目的、佩带时间和方法。

静态型（Static）与动力型（Dynamic）主要功能对照如下（表3-1）：

210

表3-1　静态型与动力型支具对比

静态型（Static）支具	动力型（Dynamic）支具
<ul><li>固定复位术后骨折、关节脱位，关节韧带、神经肌腱损伤等软组织</li><li>保持手部功能或安全位置</li><li>减少疼痛</li><li>帮助愈合</li><li>预防及纠正挛缩</li><li>作为暂时性假肢</li></ul>	<ul><li>预防瘢痕粘连，减少瘢痕引致之畸形</li><li>预防肌腱粘连</li><li>纠正挛缩</li><li>改善关节活动范围</li><li>辅助/代替 虚弱肌肉</li><li>提供/容许不同程度的早期制动式活动</li><li>防止或减轻关节之挛缩及变形</li><li>矫正畸形</li></ul>

（四）康复支具的功能

目前康复支具已经广泛运用于骨折、关节脱位，关节畸形等方面。

（1）骨折、关节脱位复位术、关节韧带等软组织损伤、神经肌腱损伤手术治疗后的固定及治疗。

（2）骨、关节畸形、神经麻痹及肌腱损伤等矫形手术后的固定及治疗。

（3）肢体软组织急性炎症、化脓性关节炎、关节急性和慢性炎症时的固定。

（4）烧伤及其他改善软组织挛缩整形外科手术后的固定及治疗。

在上肢（手）创伤及手功能康复的患者中，支具主要用于以下几个方面。

（1）控制肌肉-骨骼活动节段的固定，改善关节活动范围。

（2）代偿因神经损伤而失去部分的手功能。

（3）矫正神经损伤后肢体的继发性畸形。

（4）功能重建术后的固定。

（5）防止或矫正关节韧带及肌腱等软组织挛缩。

（6）保持手功能或安全位置，防止继发性畸形。

（7）保护及承托损伤的软组织，减少疼痛、促进康复痊愈。

康复支具的功能可分为下列8类。

1. 预防和矫正畸形

手术后一般处理是禁止关节活动，待伤口愈合，但有些软组织，如韧带，长时间在短缩的位置时，会失去弹性，形成关节活动的障碍。爪形手的形成原因很多时因为手被放在不当位置，形成掌指关节及指间关节的韧带挛缩。所以如果需要较长时间固定关节，一定要注意固定的位置，确保韧带的长度，减少挛缩的发生。例如手休息支具（hand resting splint）的设计是将手放在"休息位"或"安全位"（图3-52）。由于屈肌（Flexor）比伸肌（Extensor）长，手腕关节需固定于30°背伸，以减低对伸

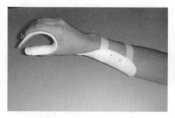
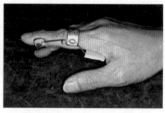

图3-52　手休息支具　　　　　　图3-53　手指直伸支具

指肌腱的拉力，平衡伸肌及屈肌的长度及张力。掌指关节需固定于40°屈曲以拉紧掌指关节副韧带（Collateral ligament）防止掌指关节僵硬及挛缩，并放松蚓状肌（lumbrical）及骨间掌/背侧肌（Palmar & Dorsal Interoessous）。远程及近端指间关节固定于30°屈曲位置。拇指固定于对指位间关节微屈。

关节畸形的其中一个主要成因是软组织的挛缩，引至关节不能活动。软组织的挛缩成因是细胞内的胶原纤维在愈合过程中失衡，所以新的组织排列不能像正常的组织一样保持弹性，但有些研究发现，如果能在愈合过程中，给软组织提供适当的牵拉，可影响胶原纤维的质量，使组织较有弹性。研究亦指出牵拉的力度及时间是成效的最主要因素。康复支具在这方面提供了很好的治疗方法，从设计上支具可提供拉力，在时间上它发挥「廉价劳功」的作用，给患者提供长时间的服务。在矫正畸形方面，支具的设计利用三点的力学原理来提供牵拉，增加软组织的弹性及长度，减少关节的畸形。例如手指直伸支具（finger extension splint）利用橡皮根或钢丝的动力使手指变直（图3-53）。

2. 预防进一步肌肉失衡

经损伤时常引至肌肉不能活动，在尺神经受伤的情况下更会引至爪形手（ulnar claw hand）的出现。爪形手的成因是肌肉失衡,因为由尺神经控制的蚓状肌失去作用,不能平衡伸肌及屈肌的拉力,所以掌指关节被拉到过伸的位置,而近端指间关节则在屈曲位置。康复支具的设计是将掌指关节放在屈曲的位置来抗衡伸肌的拉力,然后鼓励患者在支具内

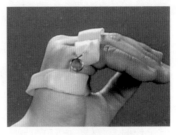

图3-54 利用康复支具锻炼蚓状肌

做伸直手指的动作来锻炼蚓状肌。(图3-54)

3. 辅助或替代瘫痪肌

手康复的一个重要原则是鼓励早期活动,在许可的情况下患者应尽早活动。早期活动的好处包括减少水肿、防止关节僵硬等。对周围神经损伤的患者,早期活动更有帮助神经线愈合的好处,原理是活动可增加血液循环,给伤处提供更多养料来速进愈合,但周围神经损伤者往往因为肌肉不能活动而影响康复,所以治疗师可为患者设计康复支具来辅助或代替瘫痪的肌肉,使患者能尽早活动。桡神经瘫动力型支具(radial nerve palsy splint)利用钢丝替代指伸肌腱,患者只要主动屈曲手指,然后放松屈肌,钢丝会把手指带回张开位置。(图3-55)正中及尺神经瘫动力型支具可将手指放在手功能位置上,促进手部的活动及训练。(图3-56)

213

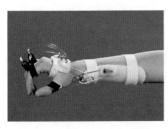

图3-55 桡神经瘫动力型支具

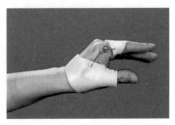

图3-56 正中及尺神经瘫动力型支具

4.保护疼痛部分

手部创伤会引至发炎及疼痛，一般的处理是让患处休息。康复支具发挥的作用是将关节固定，减少关节活动，一方面使患处得到休息，亦可防止进一步的创伤令疼痛增加。最常使用的是腕休息支具（wrist resting splint）及工作支具（working splint），这些支具能固定腕关节在功能位置而手指可以灵活运用应付日常工作的需要（图3-57）。

网球肘支具（tennis elbow brace）的作用是减轻腕/指伸直肌收缩时引致的疼痛（图3-58）。它的原理跟腕休息支具不同，网球肘支具是利用压力来控制腕/指伸直肌收缩的程度，使肌肉在肱骨的接触处或发炎的位置的拉力减少，以避免疼痛增加。

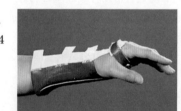

图3-57 腕休息支具

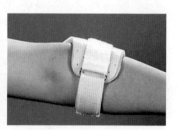

图3-58 网球肘支具

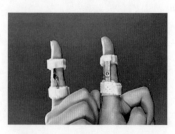

图3-59 侧韧带撕裂保护支具

侧韧带撕裂保护支具（torn collateral ligament protection splint）也是用来减少关节活动时的疼痛（图3-59）。当关节活动时都有外偏或内偏的倾向，这会使手指两边的侧韧带承受不同的拉力，增加受伤那边的痛楚。康复支具的设计是利用金属铰链，使关节的活动保持在一个平面上，减少外偏或内偏的倾向。

5. 帮助愈合

骨折的处理是将患处的上一个和下一个关节固定，减少因关节活动引至骨折移位的机会，但长时间的固定反而会影响骨折的愈合。根据Sarmiento医生的理论，长骨中段的骨折只在早期需要完全固定，在骨痂开始长出时应该给患者多些功能性活动，以增加血液循环，帮助伤口的愈合。他更在胫骨骨折后的第4周帮患者换上用低温塑料制造的圆筒形支具（functional bracing），支具的理论是圆筒形支具内的肌肉和软组织就好像"活塞"内的液体，产生压力将胫骨保持在原来的位置，所以骨折部位不易移位，由于低温塑料较轻便，使患者可做更多功能活动来增加血液循环来帮助愈合。后来Sarmiento医生更将圆筒形支具的应用伸展到肱骨中段骨折，而且还在骨折复位后立即使用（图3-60）。

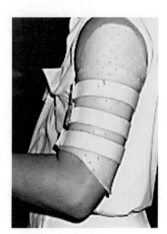

图3-60　圆筒形支具

这个方法只适用于长骨中段的骨折，如果骨折靠近关节，则需要较长时间固定关节。

6. 防止粘连

很久以前，肌腱修复后将手固定3周，待肌腱缝口较稳定时才开始活动，但3周的固定常常引至肌腱的粘连，令关节僵硬。在20世纪70年代Kleinert及Duran等医生已开始利用支具做早期的活动以减少粘连的发生。粘连发生的原因也是愈合的正常过程,为了提供营养帮助伤口愈合,很多旁边的组织与伤口粘连在一起,影响日后的活动。后来研究发现肌腱可从肌腱鞘中取得营养,所以不需要旁边的细胞供应。这个研究确定早期活动的可行性。

早期活动要考虑的另一个问题是怎样控制对肌腱缝口的拉力,所以支具的设计首先要控制肌腱的长度,例如屈肌腱支具将腕关节及掌指关节屈曲,使屈肌腱处于较松弛状态。跟着再加上橡皮筋等活动部分,就可运用「保护式被动活动」方法(controlled passive motion)使肌腱在受保护的情况下滑动,减少粘连的发生(图3-61)。患者只要在支具内主动伸直手指,然后放松伸肌腱,橡皮筋便会将手带回屈曲位置,过程中屈肌没有主动收缩,所以对缝口不会造成很大的影响。这个方法对屈肌腱损伤的治疗效果相当好。随着缝线技术的进步,在20世纪80年代中期更有人尝试用"保护式主动活动"方法(controlled active motion),效果亦不错,有些研究显示用这方法的肌腱撕裂率亦可接受。

在伸肌腱支具设计方面,也有研究腕关节背伸及手指关节的角度和伸肌腱长度及拉力的关系,然后定下伸肌腱术后3周腕关节、掌指关节及指间关节的角度,并运用「保护式被动活动」方法,减少粘连的发生。(图3-62)

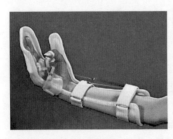

图3-61 屈肌腱动力型支具

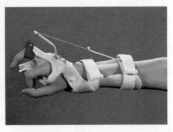

图3-62 伸肌腱动力型支具

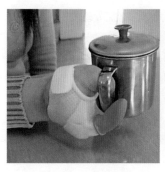
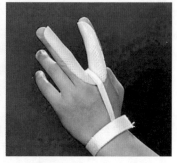

图3-63 临时假手指　　　　　　图3-64 指蹼展开支具

7. 术前准备

严重的手创伤可能需要断肢再植，或将脚趾移植到手上。移植的手术一般待伤口较稳定后才进行。在手术前治疗师可为患者提供一只临时假手指（temporary finger prosthesis）作为手功能训练之用。（图3-63）假手指的长度和角度最好和脚趾相若，这样患者就能在术前开始学习适应，尤其是与其他手指的配合，这样可帮助术后手功能的训练。

8. 减少瘢痕引致之畸形

瘢痕处理是手康复的一个重要课题，亦有人形容手治疗师是瘢痕治疗师。瘢痕的形成与胶原纤维的增生很有关系。研究发现压力和拉力可使胶原纤维的排列更接近正常的组织，除了压力衣外，康复支具也可通过橡皮筋或布带，使支具与皮肤的接触面的压力加大，或通过钢丝或弹簧制造拉力来控制瘢痕的增生。指蹼展开支具（web spreader）加上橡皮筋便是其中一个例子（图3-64）。

（五）康复支具的临床应用

康复支具只是手康复其中一种治疗媒介。手康复还包括伤口处理、控制肿胀、主动活动、压力治疗、疼痛处理、感觉再训练、安全教育、功能训练及职能康复等多个范畴。手康复需要多专业的合作，发挥团队的精神，才可帮患者达至最佳的治疗效果。手大夫跟治疗师应保持良好的沟通，在不同的病种上可先订立一般的治疗程序，这样可保持治疗的质量。

1. 周围神经损伤的康复

周围神经损伤的康复疗程，取决于受伤的位置及手术修复的细节。高位的周围神经修复后，康复支具的制动要求，远比指神经修复后的康复支具为复杂（图3-65）。

指神经损伤修复后1～3周，手指可于手架内自由屈曲及伸至受阻位，一般距离全直位置30°。目的在限制指关节的背伸活动，防止神经的缝合口断裂。

正中神经于腕关节前端断裂及收补后，腕关节可置于屈曲20°的位置，手指可自由活动；桡侧指神经于手指中节位断裂及修补后，可配、戴预防关节过度背伸的康复支具。

神经损伤修复后3～6周，关节活动幅度可循序渐进增加。康复支具必须相应调整配合。运动功能的恢复是需要一

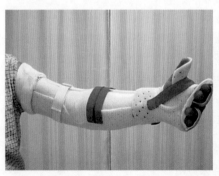
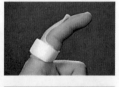
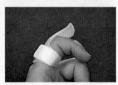

图3-65　高位周围神经修复后使用的康复支具与指神经修复后使用的康复支具

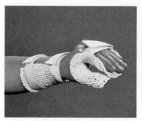
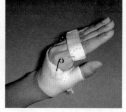
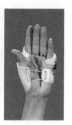

图3-66 佩戴休息支具 　　图3-67 预防肌肉萎缩的训练支具

段颇长的时间,主动及被动式活动锻炼之后,晚间休息时更要佩戴休息支具把手腕及手指放于功能位置(图3-66),预防可能出现由肌肉萎缩所引致的畸形及关节僵硬等(图3-67)。治疗师时刻需要留意没有感觉的范围及神经恢复的进度,防止康复支具意外划破皮肤。同时亦要指导患者如何处理没有感觉的身体部分,以避免意外烫伤或损伤,例如要避免伤肢接触过热、过冷和尖锐的物体;天气寒冷时要戴上御寒手套保持温暖等。

219

　于运动功能恢复之前,手功能的暂失令患者于日常生活操作上有所不便:

(1)正中神经损伤导致对指(opposition)功能失调,示指与中指屈曲变弱,猩形手出现(Ape hand)以致手揑功能不协调及手握力减低。

(2)尺神经损伤导致爪形手出现(Claw hand),以致不能紧握对象。

(3)桡神经损伤所引起的手腕及手指伸肌腱群瘫痪(Wrist & Fingers Drop)导致手抓握及放开的步骤(Grasp & Release)失去正常协调步伐。

在以上的情况下,功能性动力型手架可替代暂时丧失动力的肌腱群,纠正畸形部分,得以提升患者手功能之协调性,改善他们于日常生活操作上之表现。

　　"正中神经损伤动力型支具"可代替因正中神经损伤而失去功能的大鱼肌(thenar eminence)、第一及第二蚓状肌(lumbrical)的功能,防止正中神经损伤后出现猩形手及掌指关节过度背伸的畸形问题。制作支具时,把拇指固定在对掌位,确保各关节的灵活无阻。手部关节必须能自由活动,才能使用此支具达到最佳效果。

　　"尺神经损伤动力型支具"可代替因尺神经损伤而失去功能的小鱼肌(hypothenar eminence)、第三及第四蚓状肌(lumbrical),及承托骨间掌/背侧肌(P & D Interoessous),防止肌肉不平衡及掌指关节过伸的爪形手。使环指、小指的指间关节能完全伸展活动。制作支具时,钢丝的弹力必须足以抵抗掌指关节背伸的拉力,在休息时,钢丝的弹力应保持第四和第五掌指关节在90°屈曲位置(图3-68)。

　　"桡神经损伤动力型支具"可代替因桡神经损伤而失去功能的腕伸肌及指伸肌。防止腕关节下垂,协助掌指关节直伸,外展拇指,防止关节挛缩及前臂伸肌萎缩。制作支具时,确保各关节的灵活性。拇指应处于外展位,钢丝支点定位在第1～第5掌骨中点。钢丝的弹力必须足以抵抗掌指关节背伸的拉力。(图3-69)

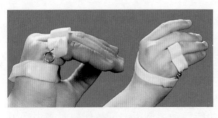

图3-68　尺神经损伤动力型支具

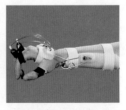

图3-69　桡神经损伤
动力型支具

2. 肌腱损伤的康复

水肿、肌腱粘连、手指关节挛缩僵硬，是指肌腱受伤修复后最普遍之问题，并严重影响手功能于日常生活及工作的操作。肌腱损伤的康复治疗目标是采用早期活动概念，包括主动活动及被动活动减少肌腱粘连、减低水肿、促进肌腱愈合、避免关节挛缩僵硬。

（1）受制被动式"屈指肌腱第1至第4区"修复后康复治疗程序

适用于手腕位置以上第1至第4区的屈拇长肌、屈拇浅肌、屈指浅肌、屈指深肌等肌腱受损术后的功能锻炼，预防肌腱粘连及关节挛缩僵硬。在术后2～3天，用康复支具将手腕置放于屈曲30°、掌指关节屈曲70°，受伤手指加上橡皮根牵引至屈曲位，大约在近端指间关节屈曲80°及末端指间关节屈曲40°。戴上支具后，容许掌指关节和指间关节主动的背伸，并在橡皮根牵引协助下，容许关节在支具内被动屈曲，绝不能主动收缩屈肌腱，使修复后的肌腱有滑行动作以减少肌腱粘连。橡皮筋的拉力必须足够，以让手指能被动地屈曲，亦让指间关节能完全地伸直。滑轮需安装在手横纹处，以让远程指间关节得到最大屈曲度（图3-70）。

早期活动每小时约10次。手架必须全日穿戴。橡皮根的牵引力要适当，让手指在对抗橡皮根拉力的同时，有足够能力直伸至支具的尽处。在治疗师指导下，进行指节被动式活动，以避免关节因肿胀而变得僵硬。

手术后第4～第6周，手架的设计可改为手腕直伸支具，好让手指能做出自由活动，更可配合压力衣控制增生瘢痕，预防由增生瘢痕所导致的关节挛缩（图3-71）。

手术后第7～第12周，可开始渐进式抗阻力的手握力训练、功能训练及被动式活动。如关节出现僵硬及挛缩的情况，可使用直伸支具纠正。

221

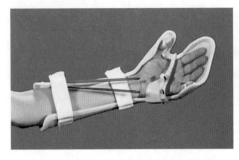

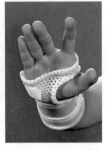

图3-70 康复支具的滑轮安装在手横纹处　　图3-71 手腕直伸支具

（2）"伸指肌腱第1至第2区"修复后康复治疗程序（图3-72）

首2周，用"长锤指支具"固定近端指间关节于屈曲约40°，末端关节过伸10°，如末节指骨底有撕裂，末端关节则保持在直伸位，并应全日穿戴。治疗师要小心留意，若把远程指间关节背伸过度，会阻碍血液循环（图3-73）。

第3～第6周，转用"短锤指支具"，恢复近端指间关节活动，但末端指间关节仍须继续固定于10°过伸位置并全日穿戴。由第7～第12周，日间可除去支具，开始渐进式自由无阻力活动。而晚间继续穿戴支具直至第12周。而由第8周开始渐进式

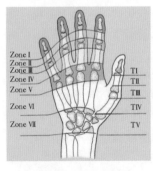

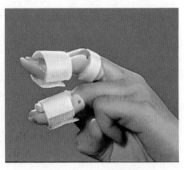

图3-72 肌腱分区法　　图3-73 长锤指支具

阻力运动及练力。

（3）"伸指肌腱第3区"修复后康复治疗程序

术后首周，用康复支具固定手腕关节于40°背伸位置，掌指关节固定于40°屈曲，以放松蚓状肌及骨间掌/背侧肌对伸指肌腱的拉力，并拉紧掌指关节副韧带，防止掌指关节僵硬及挛缩，远程及近端指间关节固定于直伸位置（图3-74）。

术后第2～第3周，更换动态型康复支具。掌指关节固定于40°屈曲，手指近端指间关节活动幅度0～30°屈曲，手指远程指间关节自由活动。全日间穿戴，晚间穿戴首星期的静态型康复支具（图3-75）。

术后第4～第5周，用被动式近端指间关节背伸支具，近端指间关节主动屈曲及被动背伸，远程关节可自由无阻力活动，晚间继续穿戴静止式手指直伸支具（图3-76）。

术后第6～第7周，日间除去支具，自由无阻力活动，晚间继续穿戴静止式手指直伸支具。

223

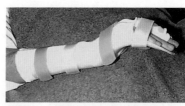

图3-74 康复支具固定

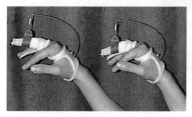

图3-75 静态型康复支具

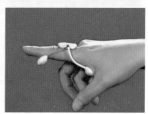

图3-76 静止式手指直伸支具

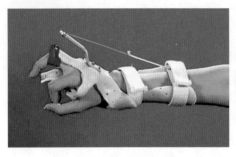

图 3-77　伸肌腱动力型支具

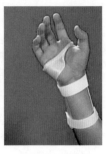

图 3-78　手腕固定于
静态型康复支具内

术后第 7 周，除去所有支具。

术后第 8 周，开始渐进式阻力活动及练力。

（4）"伸指肌腱第 4 区及以上"修复后康复治疗程序

术后 2～3 天，用动态型康复支具固定手腕关节于 40° 背伸位置。受伤手指被动式牵拉至直伸位，于掌指关节 0～30° 屈曲范围主动屈曲。

首 3 周，全日穿戴。而牵拉的手指套应扣于近节指骨位。掌指关节屈曲范围于第 2 周从 30° 渐增至 60°，于第 3 周从 60°～90°。早期活动在换上手架后随即开始：手指主动屈曲至受阻位置后，然后放松后让橡皮筋牵拉回直伸位，每小时约 10 次（图 3-77）。

术后第 4～第 6 周，在此期间，手腕继续固定于静态型康复支具内，背伸 40° 位置，手指关节可主动直伸及屈曲（图 3-78）。

术后第 7～第 12 周，除去日间手腕支具，晚间继续穿戴。

术后第 8 周除去支具，开始渐进式抗阻力运动及练力。

3. 上肢骨折的康复

（1）末节指骨骨折

受伤后可实时用「手指直伸支具」（图 3-79）以固定末端指关节于直伸位置，促进骨折愈合。

224

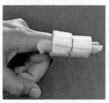
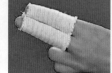
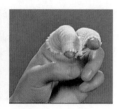

图3-79 手指直伸支具 　　　　图3-80 颗伴式手指套

佩戴时间约为4周。

（2）中节/近节指骨骨折

1）颗伴式手指套（图3-80）

有些骨折，特别是非开放性指骨骨折，经过手法复位后已恢复足够的稳定性，可用"颗伴式手指套"开始非阻抗性活动。

2）指骨骨折固定支具（图3-81）

此支具可固定不稳定性骨折，或用作稳定性骨折晚间休息支具，以防止因水肿而导致的关节挛缩。

佩戴时间为4～6周

（3）拇指近节/第一掌骨骨折（图3-82）

拇指近节及第一掌骨关节固定于直伸位置，而拇指更固定

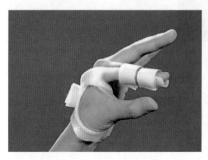
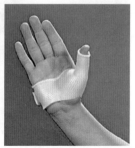

图3-81 指骨骨折固定支具 　　图3-82 拇指近节/第一掌
　　　　　　　　　　　　　　　　骨骨折的康复支具

于功能位置,以便日后能做出对指活动。

第一掌骨骨折(包括基底骨折)亦可采用此手架,而末端指关节可自由活动。

(4)掌骨骨折

1)掌骨头/颈部骨折

掌指关节必须固定于屈曲位约40°,近指及远指关节可自由活动。

2)掌骨中段骨折(图3-83)

骨折位须由支具由掌前到手背后以全筒式的设计牢牢地固定,手腕及手指均可自由活动。

3)掌骨底部骨折(图3-84)

手腕关节必须固定于背伸位约30°,用以固定骨折位,手指可自由活动。

佩戴时间为4~6周。

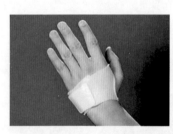 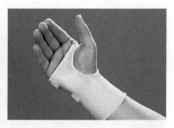

图3-83 掌骨中段骨折康复支具　　图3-84 掌骨底部骨折康复支具

(5)肱骨骨折　肱骨筒形支具(图3-85)只适用于处理肱骨中部骨干的骨折,并允许早期的肩膀与手肘关节活动。如肱骨骨折部分位于远程的1/3位置,肱骨筒形支具需加上一对金属铰链和前臂筒形部分,(图3-86)借以提供较佳的机械利益,固定远程骨折位置并减低手肘内翻(varus)和外翻(valgus)的压

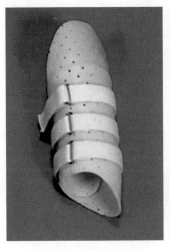

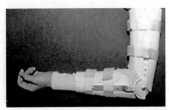

图3-86 前臂筒形部分

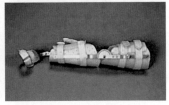

图3-85 肱骨筒形支具　　图3-87 全臂筒形支具

227

力。至于铰链所容许的活动幅度，则视乎断骨部分的稳定性及X射线检定的结果。一般情况下，治疗师应鼓励尽早开始钟摆式运动（pendulum exercise），手肘亦可按痛楚容忍度做主动式手肘关节活动。在制作支具时，治疗师要替支具加上最少三条塑料D型扣带（plastic d-ring）。佩戴此支具时，不可同时使用肩关节脱位矫形肩带作附加支持，应全日24小时佩戴此支具和颈环吊带（collar & cuff）。

如骨折部分位于肱骨中髁或侧髁（medial epicondyle or lateral epicondyle）的位置，需应用全臂筒形支具（long arm brace），（图3-87）因为该两处皆为屈肌总腱及伸肌总腱（common flexor origin & common extensor origin）的位置，手腕需固定于屈腕或伸腕（wrist flexion or extension）的位置，以减低屈指腱或伸指腱的肌张力对断骨部分所构成的不稳定性。

（6）肘关节脱位　肘关节脱位基本是软组织的创伤，在无

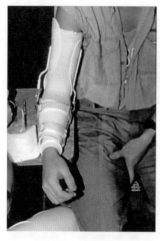

图3-88　手肘筒形支具

并发症的情况下，手肘筒形支具（elbow brace）（图3-88）的一对金属铰链可固定肘关节复位后的位置，并减低肘关节侧支韧带（collateral ligament）于主动式手肘关节活动时的内翻（varus）和外翻（valgus）压力。主动式肘关节运动，可于手肘复位一星期后，按其痛楚容忍度尽早开始。手肘筒形支具的前臂部分，要尽量制作得圆一点，以免阻碍前臂旋转的活动。

对于肘关节挛缩或肘关节僵硬的患者，手肘筒形支具可配合两套不同的组件改造成肘关节拉力支具（elbow stretching splint）（图3-89），提供交替性的"屈曲-伸展"被动牵引拉力，透过重复来回被动式的牵引，转动扣环（turn buckle）控制及调较掀引弹弓的拉力，按部就班地加强力度，而整个疗程的成效取决于牵引力度及角度上的准确性。临床经验显示，改善挛缩问题的有效方法，是长期对挛缩处施加温和的牵引力（traction force）；而非对挛缩处施加短期性的、和

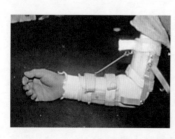
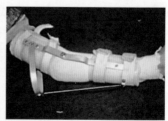

图3-89　肘关节拉力支具

过度的拉力，当患者骨折的情况影响到肘关节内的结构时，此支具的成效亦会受到影响而减低。

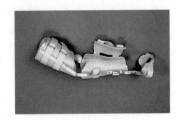

图3-90 全臂筒形支具

（7）桡骨及尺骨骨折 如骨折部分位于桡骨或尺骨的中间或近端1/3，可应用全臂筒形支具（long arm brace）（图3-90）以提供保护及固定前臂的骨折，并允许手肘和手腕做早期的、有节制的运动。若肘关节要固定在90°屈曲的状态时，便需要提供肩吊带（sling）以配合支具的使用。至于前臂部分所需的固定位置则视乎骨折的位置。近端1/3的骨折可固定于前旋面（supine），中段的骨折可以放于正中面（netural）的位置（图3-91）。

全臂筒形支具上的一对金属铰链轴心的位置需要准确放置在肘部横纹（elbow crease）之下1 cm；腕关节的金属铰链轴心位置则需要准确放置于尺骨小头（distal ulnar head）以下，两条铰链的位置要在相同的平面上，而且两者的轴心要互相平衡。若手肘的提物角度（carrying angle）很大时，治疗师需确保手肘于屈曲和伸展运动的时候，矫形器的上下两个部分能在肘关节处互相协调。

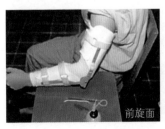
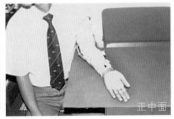

图3-91 前臂固定位置

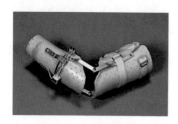

图3-92 手肱筒形支具

如骨折部分只位于桡骨小头(radial head)内而断骨部分又稳定,应用手肱筒形支具(elbow brace)再加装旋转控制器,变成前臂旋转控制式的手肱筒形支具,(图3-92)使手肘关节可做30°～110°的活动,而前臂亦可于前旋(supine)至正中(neutral)的位置内活动。

如桡骨骨折部分是位于远程1/3,可用短臂筒形支具(short arm brace)(图3-93)固定骨折的部位,而腕关节亦可做早期的活动练习。在应用短臂筒形支具时,要考虑骨折裂纹的方向,以决定金属铰链的类别、手腕可活动的幅度、及腕关节的侧偏角度。如科勒斯(Colles's)骨折,手腕关节幅度需限制于正中至屈曲的位置,借以确保腕骨不会因早期活动而伤及桡骨骨折的部位。临床应用短臂筒形支具于桡骨前端粉碎性骨折(comminuted fracture distal radius)的早期治疗,尤其有效。在制作短臂筒形支具时,位于桡侧的铰链,不可阻碍拇指外展。

对于手腕僵硬的处理方法与处理手肘僵硬的方法及理论类同,利用两套不同的组件改造成手腕关节拉力矫形器(wrist stretching splint)(图3-94),但要小心注意拉力过大会损害手腕

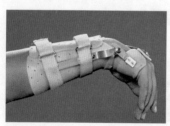
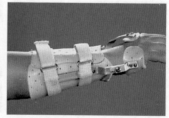

图3-93 短臂筒形支具

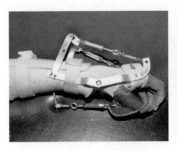
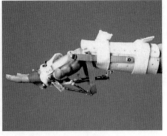

图3-94　手腕关节拉力矫形器（手指动力牵引器）

腕骨结构的部分。

（8）其他上肢（手）康复常用支具

1）拇指对掌动力型支具

作用：用于正中神经麻痹于前骨间神经麻痹，拇对掌功能重建术后。

注意要点：

保持拇指与外展和对掌位置。

橡皮筋应系在腕部固定带的尺侧。

弹力带拉力应集中在腕掌关节而非在掌指关节之上。

2）拇指人字固定支具

作用：用于拇指掌骨、急性掌指关节炎、拇指扭伤、类风湿关节炎、虎口成形术后及正中神经损伤后拇指功能位固定（图3-95）。

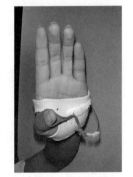

图3-95　拇指人字固定支具

231

注意要点：

支具需把拇指掌指关节固定，把拇指固定在外展对指位，把虎口打开。

根据病情需要，由医生决定是否把拇指的指间关节固定。

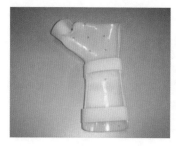

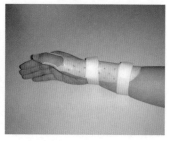

图3-96　狭窄性腱鞘炎支具　　　　图3-97　狭窄性腱鞘炎支具固定位置

3）狭窄性腱鞘炎支具

作用：用于桡骨茎突狭窄性腱鞘炎（图3-96）。

注意要点：

置拇指中立位略背伸约15°（握杯姿势），支具远端将拇指穿出后放置拇指掌侧，托起指间关节（指间关节可略有活动），其余覆盖患肢背侧，延伸外固定指间关节、第一掌指关节、桡腕关节至前臂桡背侧2/5处，进行支具塑形（图3-97）。

十一、上肢（手）功能重建训练及部分康复器材 见图3-98～图3-119

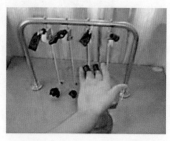

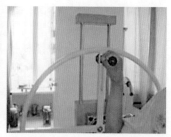

图3-98　手指关节挛缩负重牵引　　　图3-99　锻炼肩肘关节环旋运动

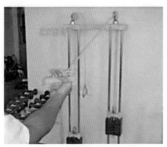

图3-100　上肢肌力渐进性负重训练

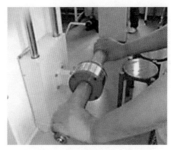

图3-101　锻炼腕关节屈伸运动

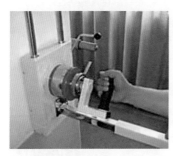

图3-102　锻炼前臂旋前旋后运动

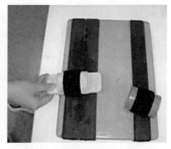

图3-103　前臂、手指抗阻力训练

233

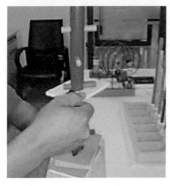

图3-104　拇指示指捏力训练及腕
　　　　　关节功能训练

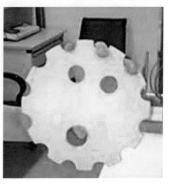

图3-105　分指锻炼（适应指关节
　　　　　挛缩）

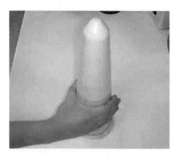

图3-106　虎口逐渐扩大锻炼(适应
虎口挛缩)

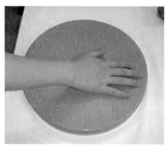

图3-107　神经损伤伴手指麻木,抗
过敏刺激疗法

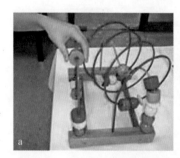

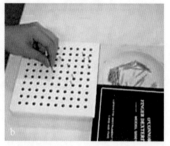

图3-108　上肢神经损伤后精细动作操练
a. 串珠　　b. 插针

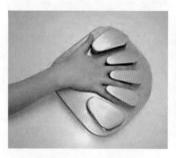

图3-109　分指锻炼

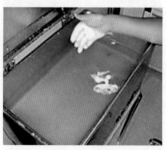

图3-110　蜡疗(软化瘢痕及关节僵
硬等)

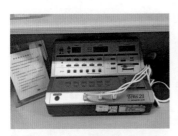

图3-111 上肢神经损伤后的物理治疗(低频)

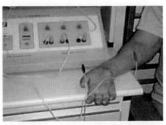

图3-112 上肢(手)神经损伤后的电针疗法

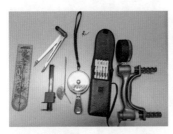

图3-113 上肢(手)功能评估

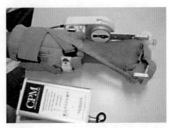

图3-114 CPM(被动运动仪)—腕关节屈伸训练

235

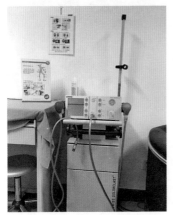

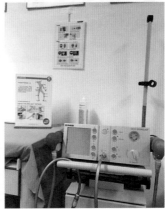

图3-115 冲击波治疗

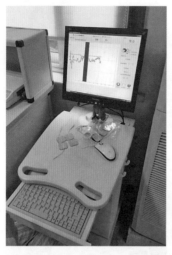

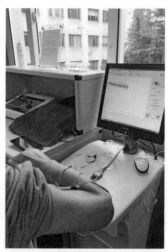

图3-116 生物肌电反馈治疗

236

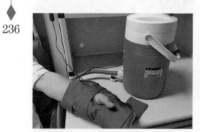

图3-117 气压冰冻治疗

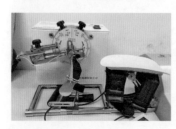

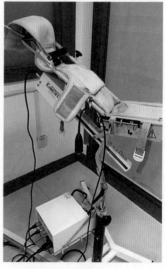

图3-118 手指关节CPM

图3-119 肘关节CPM

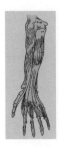

第四章
上肢(手)常见疾病诊疗及康复治疗方法

一、神经损伤

(一)臂丛神经损伤

臂丛神经损伤常见于交通事故、工伤、切割伤及枪弹伤等,臂丛神经节后损伤与一般周围神经损伤相同,按病理改变的不同可做粘连松解,直接缝合或神经移植术;臂丛神经节前损伤,常采用神经移位术。

1.临床表现

(1)臂丛神经根损伤 为了叙述方便,将臂丛神经根分为上臂丛和下臂丛。上臂丛包括C5～C7神经根,下臂丛包括C8神经根和T1神经根。

1)上臂丛神经损伤 上臂丛神经损伤时,腋神经、肌皮神经、肩胛上神经、肩胛下神经、肩胛背神经麻痹,桡神经和正中神经部分麻痹,因此,三角肌、肱二头肌、肱肌、肩胛下肌、大圆肌、冈上肌、冈下肌、胸大肌锁骨头、桡侧腕屈肌、旋前圆肌、肱桡肌及旋后肌瘫痪,背阔肌及指总伸肌部分瘫痪。

临床表现为肩关节不能外展和上举,肘关节不能屈曲而能伸,腕关节虽能屈曲但肌力减弱。上肢外侧感觉大部缺失,拇指感觉减退,第2～第5指、手部及前臂内侧感觉正常。肩部肌肉萎缩以三角肌明显,上臂肌肉萎缩以肱二头肌为主。前臂旋转受限,手指活动正常。

2）下臂丛神经根损伤　表现为手的功能丧失或严重障碍,肩、肘、腕功能尚好,根性撕脱时,患侧常出现Horner's征。检查可发现手内部肌全部萎缩,其中以骨间肌为主,有爪形手及扁平手畸形,手指不能屈曲或有严重障碍,但掌指关节存在伸直动作,拇指不能掌侧外展。前臂内侧及手部尺侧皮肤感觉丧失。

（2）臂丛神经干损伤

1）臂丛神经上干损伤　临床症状和体征和上臂丛损伤相似,但背阔肌及指伸总肌无麻痹。

2）臂丛神经中干损伤　临床少见,除短期(一般为2周)伸肌群肌力有影响外,无明显临床症状和体征。

3）臂丛神经下干损伤　临床症状和体征和下臂丛损伤类同。

（3）臂丛神经束损伤

1）臂丛神经外侧束损伤　主要表现为肘关节不能屈曲,或能屈但肱二头肌麻痹;前臂能旋转但旋前圆肌麻痹;腕关节能屈但桡侧腕屈肌麻痹。前臂桡侧缘感觉丧失。肩关节和手部的活动正常。

2）臂丛神经内侧束损伤　主要表现为手指不能屈伸(掌指关节能伸直),拇指不能掌侧外展,不能对掌、对指。感觉丧失主要限于前臂内侧及手部尺侧。检查时可发现手内部肌和前臂屈肌明显萎缩,手呈扁平手或爪形手畸形。肩、肘关节功能正常。

3）臂丛神经后束损伤　主要表现为肩关节不能外展;上臂不能旋内;肘与腕关节不能背伸;掌指关节不能伸直;拇指不能伸直与桡侧外展。肩外侧、前臂背面和手背桡侧半的感觉障碍或丧失。检查时可发现三角肌、背阔肌、肱三头肌及前臂伸肌群萎缩，其他关节活动正常。

（4）全臂丛根性损伤 全臂丛神经损伤，早期时，整个上肢麻痹，各关节不能主动运动，但被动运动正常。耸肩运动存在。上肢感觉除臂内侧尚有部分区域存在外，其余全部丧失。上肢腱反射全部消失，温度略低，肢体远端肿胀，根性撕脱时常出现Horner's征。晚期，上肢肌肉显著萎缩，各关节常因关节囊挛缩而致被动运动受限，尤以肩关节和指关节严重。

2. 诊断要点

（1）临床诊断

1）有无臂丛神经损伤 有下列情况之一，应考虑臂丛神经损伤的存在：① 上肢五大神经（腋神经、肌皮神经、桡神经、正中神经及尺神经）中任何两组的联合损伤（非同一平面的切割伤）。② 手部三大神经（正中神经、桡神经、尺神经）中，任何一根合并肩关节或肘关节功能障碍（被动活动正常）。③ 手部三大神经（正中神经、桡神经、尺神经）中，任何一根合并前臂内侧皮神经损伤（非切割伤）。

2）确定臂丛损伤的部位

胸大肌锁骨部代表C5、C6神经根，胸肋部代表C8、T1神经根，背阔肌代表C7神经根的功能。

当胸大肌锁骨部正常，臂丛神经损伤的部位应在锁骨下部；当胸大肌胸肋部正常，臂丛神经损伤的部位应在锁骨下部；当背阔肌正常，臂丛神经损伤的部位应在锁骨下部。

3）臂丛神经根干束支的定位诊断

● 腋神经损伤：单纯腋神经损伤其损伤平面在支以下；腋神经合并桡神经损伤，其损伤平面在后侧束；腋神经合并肌皮神经损伤，其损伤平面在上干；腋神经合并正中神经损伤，其损伤平面在C5神经根为主。

● 肌皮神经损伤：单纯肌皮神经损伤其损伤平面在支以下；肌皮神经合并正中神经损伤，其损伤平面在外侧束；肌皮神经合并腋神经损伤，其损伤平面在上干；肌皮神经合并桡神经损伤，其损伤平面在C6神经根为主。

● 桡神经损伤：单纯桡神经损伤其损伤平面在支以下；桡神经合并腋神经损伤，其损伤平面在后侧束；桡神经合并肌皮神经损伤，其损伤平面在C6神经根为主；桡神经合并正中神经损伤，其损伤平面在C8神经根为主。

● 正中神经损伤：单纯正中神经损伤其损伤平面在支以下；正中神经合并肌皮神经损伤，其损伤平面在外侧束；正中神经合并尺神经损伤，其损伤平面在下干或C8神经根；正中神经合并桡神经损伤，其损伤平面在颈C6～C8神经根为主。

● 尺神经损伤：单纯尺神经损伤其损伤平面在支以下；尺神经合并正中神经损伤，其损伤平面在内侧束、下干或C8、T1神经根为主；尺神经合并桡神经损伤，其损伤平面在C8、T1神经根为主。

4）臂丛神经根部损伤时节前和节后损伤的鉴别诊断

臂丛神经根损伤主要分为两大类：椎孔内节前损伤和椎孔外节后损伤，其鉴别见表4-1。

240

表4-1 鉴别要点

鉴别要点	损 伤 部 位	
	节 前 损 伤	节 后 损 伤
体格检查	斜方肌萎缩明显，耸肩受限 Horner's征阳性 常见血管损伤	斜方肌萎缩不明显，Horner's征阳性 偶见血管损伤
肌电图检查	感觉神经动作电位正常，体感诱发电位消失	感觉神经动作电位消失或减少，体感诱发电位消失

（续表）

鉴别要点	损伤部位	
	节前损伤	节后损伤
影像学检查	椎管碘造影：造影剂溢出椎间孔呈圆形小束 CT：神经根梢束呈一充满造影剂的高密度影 MRI：病变区呈水样信号，神经根周围软组织结构紊乱	无异常发现
特殊检查	1%磷酸组胺注入失神经支配皮内呈阳性反应；遇冷血管扩张，温度升高；划痕试验阳性	均为阴性
手术所见	锁骨上有巨大神经瘤 斜角肌间隙空虚 神经根在椎孔处可见神经节或鞘膜束	锁骨上神经增粗或断裂 斜角肌间隙内可见损伤或正常神经根 神经根在椎孔处增粗或鞘膜增厚

241

（2）电生理诊断

1）肢体和肩胛带肌群的肌电图及神经传导速度检查

所检测的失神经支配肌电提示神经损伤的存在，神经传导速度的测定对损伤程度的判定有重要的参考价值。

2）颈部椎旁肌群的肌电检查

这些肌群的检查一旦出现异常常提示为椎孔内节前损伤，但由于检测困难，临床应用受到限制。

3）感觉神经动作电位和体感诱发电位

对鉴别节前损伤和节后损伤有重要的参考价值（见表4-1）。

3. 治疗原则

康复治疗：对于臂丛神经节后损伤，早期可做非手术治疗。方法：神经营养药物，辅以理疗和康复治疗，配合针灸、按摩、推拿。

(1) 早期　手术前或术后1～3个月

针对各种病因引起的手功能运动感觉障碍和出现的其他症状,如神经根炎性水肿、上肢神经麻木、肢体挛缩疼痛、关节活动不利等采取相应的物理治疗和运动治疗,包括激光、红外线、低频电刺激等,促进受损神经修复,适当对肢体被动运动、渐进运动,预防肌肉萎缩,缓解挛缩等。

1) 物理治疗

激光或红外线局部照射,消除神经根水肿,减轻上肢肿胀。

经皮神经电刺激疗法(TENS),减轻疼痛。

低频电刺激疗法:针对瘫痪肌肉。

温水疗法:改善上肢血液循环,减轻疼痛。

2) 运动疗法

● 被动运动:被动活动上肢未固定的各关节,从肩、肘、腕、掌指、指间关节逐个做屈伸被动运动,如无合并相关骨折,应尽早开始,每日2次。

● 推拿手法:早期对瘫痪及萎缩的肌肉进行手法渐进性运动,逐渐拉开关节活动度,防止关节粘连,如采用按、揉、推、拿、滚法、摩法,可沿神经沿线按压有效穴位,手法轻巧,不引起疼痛为度。

● 主动运动:健侧协助患侧的自主运动,训练渐进,臂丛损伤累及肩部运动障碍者,早期可做患臂钟摆式前后摆动。

3) 外固定支架(头臂固定支架等),动力支架,石膏等根据术式固定相应肢体。

4) 定期检查肌电图,以观察神经修复状况。

(2) 中后期　术后3～6个月及以后

在术前或术后早期,已经过规范化康复治疗后,炎症、水肿渐消退,但运动感觉神经尚未恢复正常传导功能,上肢功能未

242

恢复，或渐出现肌肉萎缩现象，关节僵硬等神经损伤后遗症，需要继续服用神经营养药物，并同时采用相应的物理治疗和作业治疗来促进神经再生，防止肌肉萎缩，改善关节僵硬，肢体挛缩及瘢痕异常情况（如虎口挛缩使虎口活动变狭），使上肢手功能及早康复。

1）物理疗法

● 功能性电刺激（FES）或中频治疗：促进神经再生，改善局部血液循环，引起肌肉收缩，增加肌力，防止肌肉萎缩。

● 温水疗法：改善上肢血液循环，减轻疼痛。

2）运动疗法或体疗　健侧协助患肢活动来被动或助力完成上肢的各项活动范围；运用各种手功能体疗器材，用牵引和渐进性抗阻力法使挛缩肢体拉开，增大活动度和加强肌力以及配合术后选择性各种训练，肌肉转移和代偿等需要，对于臂丛肩部累及的患者，后期可做肩带练习和矫正姿势练习。

3）中医疗法

243

● 针刺治疗或电针治疗：促进神经再生，缓解臂丛慢性病理性疼痛。

● 推拿手法：对瘫痪及萎缩的肌肉进行手法渐进性运动，除了常规的按、揉、推、拿、滚、摩法之外，还有牵伸以逐渐拉开粘连的关节。

● 外固定支架或矫形器：如手功能位、休息位、伸腕等静态支具，伸腕伸指动力型支架，扩虎口支具，各种塑型夹板保持肢体良好位置和预防肢体变形。

● 作业疗法：日常生活活动训练（ADL）：臂丛部分损伤患者可进行日常生活活动作业，如自行穿衣、扣纽扣；自行端碗，拿筷子吃饭，自行铺床单，叠被子，自行开门、锁门等。

● 感知觉训练：实体觉训练（对感觉减退的手指）包括质地识别训练、形状识别训练、不同硬度、大小、粗滑度识别训练等。

定位觉训练：用音叉自近及远定位在手部感觉减退区刺激，训练患者准确识别刺激部位。

脱敏训练：皮肤感觉过敏是神经再生的必然现象和过程，它可能是由于不成熟的神经末梢的敏感度增加，以及感觉器容易受刺激引起，待神经端修复后，敏感区会自然减轻。在上肢敏感区逐渐增加刺激，可先用无刺激的物质，如将手放入粗一些的沙粒中摩擦，进而放入芝麻大米-绿(赤)豆-黄豆-花生米(蚕豆)小弱至大强的顺序，进行脱敏治疗。

● 职业康复：在康复治疗后期，鼓励患者重新回到工作岗位，经过职业咨询的指导，参加一些力所能及的工作，帮助患者克服"残疾"顾虑，对减轻疼痛及功能障碍也有帮助。

● 心理治疗：① 心理支持：安慰解释，面对突然上肢功能丧失的意外，青壮年居多，一时心理难以承受，且治疗时间长(数月、半年、1年，甚至数年)，应多做劝慰解释。② 音乐治疗：有助于减轻疼痛，解除抑郁，改善情绪。

244

> 对每一个臂丛神经损伤的患者需指导和设计一整套有利于患肢恢复的康复训练计划，并且是行之有效地促进功能恢复和增进患者战胜伤残，重建功能的勇气，从上肢神经所支配的各块肌肉和肩、肘、腕、掌指关节从被动运动——主动运动——渐进性抗阻力运动——至恢复功能(手部的精细动作训练和感觉训练同样至为重要)。

（3）臂丛神经损伤各种手术后的特殊训练方法

1）神经松解术

● 术后支具固定(固定时间请遵从手术医生指导)，适当活动固定范围以外各关节。

- 拆除支具后，逐步开始恢复正常关节活动。
- 适当辅以理疗（低中频电刺激）。

要点：循序渐进，短期内避免剧烈运动。

2）神经吻合术

- 术后支具固定（固定时间请遵从手术医生指导），适当活动固定范围以外各关节。
- 拆除支具后，主、被动活动支具固定范围内各关节（健肢辅助或家人协助）。
- 适当辅以理疗（低中频电刺激，如神经肌电促通仪等）。

要点：拆除支具后即刻开始训练，循序渐进，关节活动要到位（在康复师指导下）。

3）神经移位术

- 术后支具固定（固定时间请遵从手术医生指导），适当活动固定范围以外各关节。
- 拆除支具后，被动活动支具固定范围内各关节（健肢辅助或家人协助）。
- 适当辅以理疗（低中频电刺激）。
- 不同神经移位术后功能训练方法如下（仅列举最常用神经移位术，其他神经移位术请按手术医生要求进行训练）（表4-2，表4-3）：

表4-2　神经移位术训练方法（供区神经）

供　区　神　经	辅　助　动　作
副神经	耸　肩
膈神经	深吸气
健侧C7	健肢内收或推墙
肋间神经	深吸气

（续表）

供 区 神 经	辅 助 动 作
桡神经肱三头肌肌支	伸 肘
尺神经部分束	屈 腕
正中神经部分束	屈腕屈指
肌皮神经肱肌肌支	屈 肘

表4-3 神经移位术训练方法（受区神经）

受 区 神 经	目 标 动 作
肩胛上神经	肩外展
上 干	肩外展、屈肘
腋神经	肩外展
桡神经肱三头肌肌支	伸 肘
正中神经内侧头	屈腕、屈指
桡神经主干	伸肘、伸腕、伸指
桡神经深支	伸腕、伸指
肌皮神经肱二头肌肌支	屈 肘

注：在供受区神经之间连线即可得到神经移位术后功能锻炼的方法。举例：副神经移位至肩胛上神经，功能锻炼的方法为一边做耸肩动作，一边想象患肩外展并被动完成这一动作。

要点：术后1个月开始训练，每个动作每日至少1 000次。神经恢复时间长，需有信心，持之以恒进行训练方有成效。

4）功能重建术 由于不同患者的损伤情况有所区别，所以行功能重建术时，所选动力肌肉不同，在此无法一一列举各种功能重建术后的功能训练方式。故仅将共同特点及功能训练要点在此罗列。

● 肩外展功能重建术　肩外展支具固定（固定时间请遵从手术医生指导），去除支具后主动收缩动力肌以完成肩外展动作（如斜方肌移位时即为耸肩时肩外展，详询手术医生）。

● 肘以下各关节功能重建术　支具固定（固定时间请遵从手术医生指导），去除支具后主动收缩动力肌以完成所需重建的关节动作（如前臂屈肌群止点上移屈肘功能重建术即为屈腕时屈肘，详询手术医生）。

要点：重建后的动作与原有动作有区别，需努力适应方能运用自如。

（4）手术治疗

1）臂丛探查术

● 锁骨上臂丛神经探查术：可探查臂丛神经根、干部，同时可探查膈神经及副神经。

247

● 锁骨下臂丛神经探查术：可探查臂丛神经束部，上肢神经的近端，以及锁骨下腋部血管。

● 锁骨部臂丛神经探查术：可探查臂丛神经的束支部。

2）处理原则

● 臂丛神经连续性存在：应去除神经周围粘连压迫因素，做神经松解术。

● 臂丛神经断裂或巨大神经瘤形成：切除两断端瘢痕或神经瘤后直接缝合或做神经移植。

● 椎孔部神经根断裂：做神经移位术，移位神经有膈神经、副神经、颈丛运动支、肋间神经及健侧颈7神经根。

● 注意：神经松解或切除神经瘤时，均可能因创伤反应或解剖变异而损伤原有运动感觉功能，术前应向患者及家属说明，取得谅解。

3）术后处理

● 固定：松解术后上肢固定3天，神经缝合后根据其张力情况固定3～6周。

● 神经营养药物

● 锻炼及理疗：去固定后功能锻炼，神经电刺激治疗

● 肌电图：每3个月一次。

（二）腋神经损伤

腋神经损伤通常是肩部骨折与脱位的并发症，也可由枪弹伤、刀刺伤、拳击伤或腋杖使用不当所致，引起臂丛神经损伤的暴力有时可引起四边孔肌肉的强力收缩而使腋神经同时断裂。

1. 临床表现

（1）三角肌萎缩出现方肩畸形，触诊发现三角肌无收缩或收缩减弱。患者主动肩外展受限，但由于冈上、下肌的代偿，仍能完成一定的肩外展功能。若主动肩外展完全丧失，则提示合并肩胛上神经损伤或肩袖撕裂。

（2）肩外侧可出现感觉障碍，有时不明显。

2. 诊断要点

（1）肩部外伤史。

（2）肩外展功能受限，三角肌收缩障碍且有方肩畸形。

（3）神经-肌电图检查：根据损伤程度不同，可出现各种异常的肌电图及神经电生理表现。

3. 治疗原则

（1）康复治疗　包括理疗、康复训练、中医中药及给予神经营养药等治疗方法。

● 营养神经药物

● 理疗（神经肌肉电疗仪、神经肌电促通仪）选择上肢各

248

神经损伤电疗部位选择。可选择本书有关章节：臂丛（1）、臂丛（2）、肩三角肌运动中点、肩三角肌运动止点、肩三角肌运动前点、肩三角肌运动后点、肩展臂点。

● 手功能体操训练，选择手功能重建康复体疗。

肌电图随访，一般3个月为一期，可了解病情的发展状况选择有关项目进行康复治疗。

1～3个月经过康复部门物理治疗和体疗无效，由手外科医生决定手术情况。

术前术后采用电疗法和体疗法促进神经细胞活跃、传导、神经修复、神经再生，防止肌萎缩、关节僵硬、消肿、止痛等。

腋神经损伤功能重建术后的康复训练

手术3天后在拔除引流管（条）后，在石膏固定的情况下，做肩外展活动，也就是使移位的肌肉收缩，每日至少500～1 000次分5～6次完成。术后6周将肩上举外展位适当放下15°～20°，在这个角度以上训练上举外展动作，每日500～1 000次分5～6次完成。1周后再放下15°～20°，再在这个固定角度以上训练外展动作，每日500～1 000次分5～6次完成。1～2周后，再放下20°左右，训练1～2周后完全拆除固定。

以上每日坚持做肩外展上举训练500次以上分5～6次完成。

249

（2）手术治疗

神经手术治疗：对于开放性损伤或非手术治疗无效的患者，可做神经探查手术，酌情采用神经松解（适合于神经连续性存在）、神经缝合（适合于神经断裂）、或神经移植（适合于神经缺损）或神经移位术（最为常用的三头肌肌支移位修复腋神经术）。

（三）肌皮神经损伤

肌皮神经损伤最常见的原因是刀刺伤，也可为撞击伤，少数可为肩关节前脱位或肱骨外科颈骨折的并发症，在腋部损伤时常合并臂丛神经损伤。

1. 临床表现

（1）肌皮神经损伤后患者肱二头肌及肱肌萎缩，屈肘功能障碍，但由于肱桡肌的代偿，患者仍能完成屈肘，此时应注意触诊肱二头肌肌腹有无收缩，以作鉴别。

（2）因前臂外侧皮神经的分布区域有交叉支配，故肌皮神经损伤的感觉障碍不明显。

2. 诊断要点

（1）肩部外伤史。

（2）屈肘功能障碍，检查发现肱二头肌萎缩，前臂处于旋后位时，屈肘功能障碍。

（3）神经-肌电图检查：根据损伤程度不同，可出现各种异常的肌电图及神经电生理表现。

3. 治疗原则

（1）康复治疗　包括理疗、康复训练、中医中药及给予神经营养药等治疗方法。

● 营养神经药物

● 理疗（神经肌肉电疗仪、神经肌电促通仪）选择上肢各神经损伤电疗部位选择。可选择本书有关章节：臂丛（1）、臂丛（2）、上臂中1/2处外侧、肱二头肌运动点、肱骨中部前内面（喙肱肌运动点）。可采用氦氖激光照射臂丛（1）、臂丛（2）部位。

● 手功能体操训练，选择手功能重建康复体疗。

1～3个月经过康复部门物理治疗和体疗无效，由手外科医生决定手术情况。

术前术后采用电疗法和体疗法促进神经细胞活跃、传导、神经修复、神经再生,防止肌肉萎缩、关节僵硬、消肿、止痛等。

肌电图随访,一般3个月为一期,可了解病情的发展状况选择有关康复治疗。

肌皮神经损伤屈肘功能重建术后的康复训练

术后用石膏托外固定前臂屈肘110°位,4～6周后去除石膏,在此之前可以活动手指功能防止僵硬,去掉石膏固定后,不可立即将前臂被动放在伸直位,避免前臂重力作用损伤肌腹,逐渐开始功能训练。依靠肱三头肌的收缩逐渐使肘关节伸直,依靠移位后的尺侧腕屈肌主动收缩,使肘关节屈曲。术后6周,开始在前臂负重情况下进行功能训练(可以参考本书体疗康复有关章节,理疗参考有关部位选择。)。功能训练时间需2～3个月。随着时间的延长,肘关节的屈伸活动度亦随之增加,其肌力亦相应增加。3～6个月以后,肌力可达到Ⅳ级,活动度可达90°～120°。

251

(2) 手术治疗

神经手术治疗:同"腋神经损伤"。

(四) 正中神经损伤

正中神经损伤以切割伤最为常见,主要见于玻璃损伤或前臂手术时的误伤;牵拉伤大部分由上肢卷入机器所致;前臂骨折、Volkmann挛缩常导致正中神经的挤压伤。另外,尚有枪弹伤或药物误注入神经干内致伤。

1. 临床表现

正中神经在不同部位损伤,有其相应的症状与体征。

（1）感觉障碍　正中神经在腕部损伤时，桡侧3个半手指掌面及它们近侧指间关节远方背面出现感觉障碍，示指远端的感觉功能不会被邻近神经代偿，为正中神经的绝对支配区；在前臂远侧1/3以上损伤时，因掌皮支累及而致手掌桡侧感觉障碍。

（2）运动障碍　拇对掌受限，拇指处于手掌桡侧，不能掌侧外展以完成对掌及对指并存在大鱼际肌肉萎缩，称为"猿掌"。某些正中神经完全断伤者，拇指掌侧外展不完全消失甚至正常，为尺神经的变异支配（riche-cannieu变异）。

若正中神经在肘以上受伤，除上述症状外，指浅屈肌、屈拇长肌及示指指深屈肌肉萎缩，致使拇示指主动屈曲障碍。此外尚有旋前圆肌、旋前方肌、桡侧屈腕肌、掌长肌的麻痹。前臂旋前功能出现障碍。

2. 诊断要点

（1）上肢外伤史。

（2）桡侧3个半手指感觉障碍。

（3）拇对掌功能障碍，若同时出现拇示指屈曲障碍，则表明损伤在前骨间神经分支平面以上。

（4）神经-肌电图检查　根据损伤程度不同，可出现各种异常的肌电图及神经电生理表现。

3. 治疗原则

（1）康复治疗　包括理疗、康复训练、中医中药及给予神经营养药等治疗方法。

● 营养神经药物

● 理疗（神经肌肉电疗仪、神经肌电促通仪）选择上肢各神经损伤电疗部位选择。可选择本书有关章节：臂丛（1）、臂丛（2）、指深屈肌运动点、指浅屈肌运动点、拇长屈肌运动点、屈腕肌肌力康复点、拇指对掌肌运动点、拇短屈肌运动点。

● 手功能体操训练，选择手功能重建康复体疗。

a. 肌电图随访，一般3个月为一期，可了解病情的发展状况选择有关康复治疗。

b. 1～3个月经过康复部门物理治疗和体疗无效，由手外科医生决定手术情况。

c. 术前术后采用电疗法和体疗法促进神经细胞活跃、传导、神经修复、神经再生，防止肌肉萎缩、关节僵硬、消肿、止痛等。

正中神经损伤功能重建术后的康复训练

术后用石膏托或支具固定前臂背侧，腕关节轻度屈曲位，拇指和示指于屈曲位固定3～4周。撤除外固定后，应积极进行拇指伸屈、外展、内收，以及拇指对掌功能锻炼和精细动作操练（参考本书体疗康复训练示意图，理疗参考有关部位选择）。

（2）手术治疗

神经手术治疗：同"腋神经损伤"。

253

（五）尺神经损伤

尺神经损伤常由腕部玻璃切割及刀割伤引起，挤压伤所致者常伴有神经缺损，牵拉伤常由于肱骨内上髁、尺桡骨及掌骨骨折对尺神经的牵拉所致。

1. 临床表现：

（1）感觉障碍 尺神经在腕部损伤时，尺侧手掌及1个半手指掌面感觉消失或减退；在前臂远侧1/3以上损伤时，因手背支累及而致尺侧手背及1个半手指背面感觉障碍；小指的感觉功能不会被邻近神经代偿，为尺神经绝对支配区。

（2）运动障碍 除拇短展肌、拇指对掌肌、拇短屈肌浅头及1、2蚓状肌外的所有手内肌均萎缩，环指外观呈爪状（掌指关节过伸指间关节屈曲），此两指的指关节在掌指关节平伸时不能主动伸直。患者握力减弱、持物不稳、精细动作明显受损，手指夹力减弱或消失。偶尔这个部位尺神经损伤时，手内肌功能无明显受限，是为正中神经在前臂进入尺神经的交通支支配手内肌的缘故。

尺神经在肘上发出尺侧腕屈肌及环小指屈指深肌肌支平面以上损伤时，还伴有尺侧腕屈肌及环小指屈指深肌的麻痹，由于无环小指屈指深肌的牵拉，爪形手反而不明显。

（3）特殊体征

1）Froment征　正常拇、示指用力相捏时，由于手内肌的协同作用，拇指指间关节及掌指关节均呈微屈曲位。尺神经损伤后，拇短屈肌深头及拇收肌肉萎缩致拇指掌指关节屈曲减弱，故拇示指用力相捏时，拇指呈掌指关节过伸、指间关节过屈，此即为Froment征阳性。

2）Wartenberg征　小指不能内收即为阳性。

3）Fowler征　在爪形手畸形时，用手指压住近节指骨背侧使掌指关节平伸，若此时爪形手消失即为阳性，这说明伸指肌在掌指关节屈曲时可伸直指间关节，是行静止性手内肌功能重建术（Zancolli's手术）的依据。

2. 诊断要点：

（1）上肢外伤史。

（2）尺侧手部及1个半手指感觉障碍。

（3）环小指爪形畸形，肘部损伤时尚有环小指屈指深肌及尺侧腕屈肌麻痹。

（4）Froment征、Wartenberg征及Fowler征阳性。

（5）神经-肌电图检查：根据损伤程度不同，可出现各种异常的肌电图及神经电生理表现。

3. 治疗原则

（1）康复治疗　包括理疗、康复训练、中医中药及给予神经营养药等治疗方法。

● 营养神经药物

● 理疗（神经肌肉电疗仪、神经肌电促通仪）选择上肢各神经损伤电疗部位选择。可选择本书有关章节：臂丛（1）、臂丛（2）、尺侧屈腕肌、尺侧屈腕运动点、小鱼际肌运动点、拇收肌运动点（可采用动力支具固定环小指）。

● 手功能体操训练，选择手功能重建康复体疗。

a. 肌电图随访，一般3个月为一期，可了解病情的发展状况选择有关康复治疗。

b. 1～3个月经过康复部门物理治疗和体疗无效，由手外科医生决定手术情况。

c. 术前术后采用电疗法和体疗法促进神经细胞活跃、传导、神经修复、神经再生，防止肌肉萎缩、关节僵硬、消肿、止痛等。

255

尺神经损伤功能重建术后的康复训练

1. 尺神经损伤通常无须重建屈指功能，只有在尺神经和正中神经同时损伤时，才需要进行屈指功能重建。术后用前臂背侧石膏或支具将患者于腕关节轻度屈曲位，拇指和示指于屈曲位固定3～4周。撤除外固定后应积极进行拇指伸屈、外展、内收，以及拇指对掌功能锻炼（参考本书体疗康复训练示意图，理疗参考有关部位选择）和精细动作操练。

（2）手术治疗

神经手术治疗：同"腋神经损伤"。

（六）桡神经损伤

由于桡神经在上臂很贴近肱骨，在前臂靠近桡骨，因此，肱骨中段或髁上骨折、桡骨小头脱位及骨折、孟氏骨折等可分别牵拉或压迫桡神经主干或分支而造成其损伤;上肢外展过久、头长时间枕在上臂、腋臂角处石膏支架及腋杖放置不当以及酒后长时间侧卧(周末综合征)均可造成桡神经主干损伤;医源性损伤常发生于行肱骨钢板内固定术或钢板取出术时(主干)以及行桡骨小头切除术时(深支)。

1. 临床表现

(1)桡神经深支在前臂上1/3部损伤,拇指掌指和指间关节以及其他四指的掌指关节不能主动伸直,拇指桡侧外展障碍。

(2)桡神经在肱骨中下段损伤者,尚有垂腕、肱桡肌瘫痪和手背桡侧感觉障碍。

(3)桡神经在肱骨桡神经沟以上损伤时,还因肱三头肌麻痹而致伸肘障碍,并在上臂和前臂出现部分感觉障碍。

2. 诊断要点

(1)上肢外伤、异常体位压迫或手术史。

(2)垂腕、垂拇、垂指畸形,高位损伤时尚有肱三头肌麻痹。

(3)桡神经的绝对感觉支配区通常为虎口背侧的一小块区域,有时在拇指背侧区域,其诊断意义不大。

(4)神经-肌电图检查:根据损伤程度不同,可出现各种异常的肌电图及神经电生理表现。

3. 治疗原则

(1)康复治疗　包括理疗、康复训练、中医中药及给予神经营养药等治疗方法;尤其要重视佩戴伸腕关节、伸掌指关节支具。

● 营养神经药物

● 理疗(神经肌肉电疗仪、神经肌电促通仪)选择上肢各神经损伤电疗部位选择。可选择本书有关章节:臂丛(1)、臂丛(2)、肱三头肌(长头运动点)、伸肘点、肱三头肌(内侧头运动点)、肱桡肌运动点、桡侧腕长伸肌运动点、尺侧腕伸肌运动点、拇长伸肌运动点。可用伸腕伸指支具外固定或用动力型伸腕伸指外固定。

● 手功能体操训练,选择手功能重建康复体疗。

肌电图随访,一般3个月为一期,可了解病情的发展状况选择有关康复治疗。

1～3个月经过康复部门物理治疗和体疗无效,由手外科医生决定手术情况。

术前术后采用电疗法和体疗法促进神经细胞活跃、传导、神经修复、神经再生,防止肌肉萎缩、关节僵硬、消肿、止痛等。

桡神经损伤功能重建术后的康复训练

术后腕关节处于伸展位,掌指关节伸直位,用掌侧石膏托或支具固定3周(动力型)。在固定期间主动进行指间关节活动,撤除外固定后,进行腕关节主动功能锻炼和掌指关节及指间关节活动。可以参考本书体疗锻炼章节,理疗参考有关部位选择。

257

(2)手术治疗

神经手术治疗:同"腋神经损伤"。

(七)指神经损伤

指神经损伤最常见的原因是切割伤,也可见于碾压伤和撕脱伤。指神经损伤后,其近端会产生创伤性神经瘤,少数患者出现顽固性的疼痛。痛性神经瘤产生的原因与神经断端处在有张力、血供差的瘢痕床、及无髓和细的有髓神经纤维比例增高有关。

1. 临床表现

(1)指神经损伤后,其相应的支配区域出现感觉障碍,Tinel征阳性。

（2）痛性神经瘤主要见于截指残端，呈灼性神经痛的表现。

2. 诊断要点

（1）手部外伤史。

（2）手指相应区域出现感觉障碍及 Tinel 征阳性。

（3）可有灼性神经痛的表现。

3. 治疗原则

（1）指神经断伤后均应行手术修复　手术时根据神经缺损状况采用神经直接修复或神经移植。由于感觉神经断裂后其末梢的变性程度较运动神经为轻，因此，指神经的修复时限可大大延长，通常数年后仍有修复机会。

（2）康复治疗　指神经损伤后术后针对致病因素，消除炎症水肿，促进局部血液循环，减少神经损害，防止手指挛缩变形，促进神经再生，防止肌肉萎缩，保持良好的体位，用夹板固定功能位，随时保持肢体抬高。

促进瘢痕挛缩采用蜡疗、中频等有利于手指的功能训练，增加手指的灵活性。

258

（3）残端痛性神经瘤的防治　在作手指残端处理时，为避免痛性神经瘤的产生，应注意将神经残端埋入血供丰富的软组织床内，并尽可能预防感染的发生。

二、神经卡压

（一）胸廓出口综合征

臂丛神经及锁骨下动静脉在颈肩部胸廓出口区域受到各种先天或后天继发因素压迫所致的手及上肢酸痛、麻木、乏力、肌肉萎缩及锁骨下动静脉受压症状等一系列临床综合征候群通称为胸廓出口综合征（TOS），又称臂丛神经血管卡压综合征。通常临床上将其分为：下干型、上干型、全臂丛型及血管受压型，以下干型最多见，又称典型型臂丛神经血管受压征。

1. 下干型臂丛神经血管受压征

（1）临床表现

1）好发于20～40岁的女性。

2）患肢酸痛不适、无力、怕冷、麻木。

3）手尺侧及前臂内侧感觉障碍，手指分开合拢无力，精细动作受限，手内肌肉萎缩。

（2）诊断要点

1）颈肩、臂及手不明原因的麻痛、无力。

2）手及前臂内侧皮肤麻木。

3）手部精细动作受限，手内肌肉萎缩、肌力减退，夹纸力减弱。

4）手尺侧及前臂内侧刺痛觉改变。

5）特殊试验可呈阳性（Adson征、Eden征、Wright征、Root征、肋锁挤压试验等）。

6）辅助检查。

259

● X射线片示C7横突过长颈肋等骨性异常，亦可正常。

● EMG示锁骨上下神经传导速度异常，尺神经NCV＜50 ms、F反应异常等。

7）手内肌肉萎缩要与肘管综合征、腕尺管综合征等鉴别。

2. 上干型臂丛神经血管受压征

（1）临床表现

1）好发于40～60岁的中老人。

2）颈肩部酸痛不适，患侧肢体无力、麻痛。

3）肩外侧、前臂及手桡侧感觉障碍。

（2）诊断要点

1）颈肩、臂及手麻痛、无力。

2）肩外侧、前臂及手桡侧针刺痛觉改变。

3）肩外展、外旋屈肘肌力下降。

4）肩部外侧、胸锁乳突肌后缘中点局部封闭后症状体征减轻或消失。

5）辅助检查：EMG示臂丛神经上干神经卡压。颈椎X射线片可能正常，亦可能有颈椎增生性改变。

6）鉴别诊断：该病往往合并颈椎病，应注意鉴别。

3. 全臂丛神经血管受压征

上干型臂丛神经血管受压征＋下干型臂丛神经血管受压征即为全臂丛神经血管受压征。

4. 血管受压型臂丛神经血管受压征

（1）临床表现

单纯血管受压型臂丛神经血管受压征比较少见，往往同时合并有神经受压征。血管受压型分为动脉受压型和静脉受压型，动脉受压型临床表现为患肢怕冷、无力、脉搏细弱，甚至可以看到患肢较健肢细小，患侧手掌苍白。静脉受压型表现为肢体充血，上肢下垂时患肢明显充血，呈紫红色。

（2）诊断要点

1）上肢怕冷，显著无力，可能有患肢较健肢细小。

2）患肢脉搏细弱、无力。

3）肩、肘、手部肌力明显下降。

4）可同时有肢体感觉减退。

5）特殊试验可呈阳性（Adson征、Eden征、Wright征、Root征、肋锁挤压试验等）。

6）如系锁骨下静脉受压正则表现为患肢充血，甚至呈紫红色。

7）辅助检查：EMG可表现为正常或上肢神经传导速度减慢。颈椎X射线片同下干型臂丛神经血管受压征。血管造影可见锁骨下动脉在第一肋处狭窄，或呈动脉瘤样改变。锁骨下静脉在第一肋处狭窄。

（3）治疗原则

一般症状较轻，主要采用保守疗法。可采用颈部痛点封闭治疗。

可理疗治疗如神经肌电促通仪、干扰中频仪等。

对患者进行生活指导以消除患者的不安和避免使症状恶化的动作（如持物或上肢上举），其次通过体位训练纠正患者的不良姿势，不良姿势的改善可使肋锁间隙扩大及臂丛神经松弛；其他可进行肩胛带周围的肌肉的强化训练，以提高肌肉的持久力。

如保守治疗无效，则必须进行手术治疗。

（4）预防

尽量避免长时间靠单侧睡觉；避免手臂过分地往后上牵拉；特别是检查发现有锁骨出口处结构变异的患者，更应注意避免锁骨周围的组织损伤。

（二）肩胛上神经卡压综合征

肩胛上神经卡压综合征是由于肩胛上神经在肩胛切迹处受压而产生的一组临床症状。

（1）临床表现

1）曾有患侧上肢外伤史，包括跌倒患侧手撑地，以后逐渐出现背部不适。

2）肩外展无力。

3）肩外旋无力或受限，特别是开始30°外展时无力。

4）冈上、下肌肌肉萎缩。

5）肩胛切迹处压痛明显。

（2）诊断要点：

1）颈肩部酸痛，冈上、下肌肌肉萎缩。

2）肩外展无力，上臂交叉试验阳性。

3）肩胛切迹处压痛明显。

4）EMG示：肩胛上神经传导速度减慢。

5）肩胛切迹处局部封闭后症状缓解,肩外展肌力恢复。

（3）治疗原则

1）康复治疗　早期、症状轻可用局部封闭和理疗治疗,如神经肌电促通仪、干扰中频仪等。通过体位训练纠正患者的不良姿势,不良姿势的改善可使肋锁间隙扩大及臂丛神经松弛;其他可进行肩胛带周围的肌肉的强化训练,以提高肌肉的持久力。

2）手术治疗

适应证：① 保守治疗无效；② 冈上、下肌肉萎缩；③ 肩胛上神经传导速度减慢。

（三）肩胛背神经卡压综合征

肩胛背神经从C5神经根发出后穿过中斜角肌的起始部纤维腱性组织,在此处受压而产生肩胛背神经卡压综合征。

（1）临床表现

1）常见于中年女性。

2）肩背部不适、酸痛,亦可伴有上前胸壁、侧胸壁或腋下不适上肢无力等典型体征。

3）T3～T4棘突旁2～3 cm处或胸锁乳突肌后缘中点有明显压痛点。

（2）诊断要点

1）沿肩胛背神经行径有压痛,胸锁乳突肌后缘中点及胸3～4棘突旁2～3 cm处压痛最明显。按压该痛点可感同侧手发麻。

2）可合并有胸廓出口综合征（TOS）。

3）颈部痛点局部封闭,症状可消失。

（3）治疗原则

1）康复治疗　早期、症状轻可用局部封闭和理疗治疗,如神经肌电促通仪、干扰中频仪等。也可采用针灸、推拿中医方法,如颈椎、胸椎的夹脊穴,肩髃、曲池、手三里、外观、合谷等,采用按揉、点穴、拔伸上肢关节,压痛点弹拨法。

2）手术治疗

适应证：① 保守治疗无效；② 症状重可考虑手术减压。

（四）肘管综合征

肘管综合征是尺神经在肘部尺神经沟内受压所产生的一组症状,是第二常见的周围神经卡压综合征。

（1）临床表现

1）手尺侧及尺侧一指半感觉异常,麻木不适,麻痛感或蚁走感。

2）体检：尺神经支配区感觉障碍,尺神经支配手内肌肉萎缩,爪形手畸形。亦可有尺侧屈腕肌、尺侧屈指深肌肌肉萎缩、肌力减弱。

263

3）特殊试验可呈阳性(Froment征、Waternburg征、屈肘试验、肘部Tinel征等)。

（2）诊断要点

1）手尺侧及尺侧一指半感觉减退或异常,前臂内侧感觉正常。

2）拇收肌肉萎缩、骨间肌肉萎缩,爪形手畸形。

3）肘部陈旧性骨折。

4）肘部尺神经滑脱、增粗或压痛。

5）特殊试验可呈阳性(Froment征、Waternburg征、屈肘试验、肘部Tinel征等)。

6）EMG示：尺神经在肘部卡压。

（3）临床分型及治疗原则(表4-4)

表4-4 分型及治疗原则

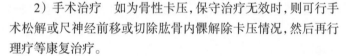

程度	感 觉	运 动	爪形手	肌电 （肘部NCV）	治疗
轻	间歇性 振动觉敏感	主觉无力 灵活性差	-	> 40 m/s	保守
中	间歇性 刺痛觉减退	捏握力差，手指内 收及外展受限	-	40～30 m/s	手术 （减压）
重	持续性 2PD异常	肌萎+内收外展 不能	+	< 30 m/s	手术 （前置）

1）康复治疗 早期如症状较轻，为软性卡压，可用理疗（神经肌肉电刺激、电脑中频、中药熏蒸），针灸等以改善局部血液循环，解除粘连、改善局部机械卡压症状。

2）手术治疗 如为骨性卡压，保守治疗无效时，则可行手术松解或尺神经前移或切除肱骨内髁解除卡压情况，然后再行理疗等康复治疗。

（4）预防

平时注意加强身体锻炼；肘部外伤后注意及时、正确地处理，以免破坏肘部正常结构；睡觉时注意上肢的摆放，避免长时间压迫肘内侧部。

（五）桡管综合征

桡神经在肱骨桡神经沟出口处受压产生的一组症状称为桡管综合征，也称为上臂桡神经卡压综合征。

（1）临床表现

1）可能有上臂剧烈活动史。

2）伸指伸腕无力、受限，直至垂腕、垂指。

3）虎口背侧感觉减退。

（2）诊断要点：

1）伸腕、伸指、伸拇不能。

2）虎口背侧感觉异常。

3）上臂中下段外侧有一显著压痛点，且向手背放射。

4）EMG示桡神经在上臂段传导速度减慢。

（3）治疗原则

1）康复治疗　急性期可采用局部封闭治疗，常用曲安奈德。也可佩戴伸腕伸指支具，以制动避免产生疼痛加重的各种动作。

可局部用神经肌电促通仪等理疗，也可用针刺疗法。

如保守治疗无效且电生理诊断为阳性，则采用手术治疗，术后经过必要的处理后，尽快加入神经肌电促通仪理疗以促进神经功能的恢复。

2）手术治疗

适应证：①保守治疗无效；②伸腕伸指无力或不能；③电生理提示桡神经上臂段卡压。

（4）预防

肱骨或肘关节附近损伤，应及时正确地处理，以免因结构异常或由于产生炎症反应而对神经损伤。

（六）腕管综合征

腕管综合征是最常见的周围神经卡压综合征。是指正中神经在腕部受压而造成的手部桡侧三指半疼痛、麻木及进行性的大鱼际肌肉萎缩。

（1）临床表现

1）40～60岁，女性好发，优势手。

2）手部麻木，以桡侧三指为主，有夜间麻醒史，甩手后缓解。

3）晚期可有大鱼际肌肉萎缩，拇对掌功能受限。

（2）诊断要点：

1）手部桡侧三指麻木，有夜间麻醒史。

2）手桡侧三指半感觉障碍。

3）晚期大鱼际肌肉萎缩，拇对掌功能障碍。

4）特殊试验可呈阳性（Phalen征、反Phalen征、止血带试验、腕部正中Tinel征）。

5）EMG示腕部正中神经受压。

（3）临床分型及治疗原则（表4-5）

表4-5　分型及治疗原则

	麻木	感觉	肌肉萎缩	对掌受限	2PD	肌电（LT）	治疗
轻	+	−	−	−	< 4 mm	< 4.5 ms	保守
中	++	痛觉减退	+	−	> 4 mm	> 4.5 ms	手术
重	+++	痛觉消失	++	+	> 10 mm	> 10 ms	手术

1）康复治疗　急性期可采用局部封闭治疗，常用曲安奈德。也可使用支具或腕托将腕关节制动于中立位，同时可进行理疗如干扰电、电脑中频、激光等。针灸或推拿手法也有利于减轻局部炎性水肿，减少机械卡压机会。

2）手术治疗　反复发作，保守治疗难以缓解者需行手术治疗。

（4）预防

有糖尿病及其他内分泌疾病的患者，平时尽量避免腕部的过分劳动，特别是屈腕用力；腕部的外伤应及时治疗，以免日久破坏腕管的正常结构。

（七）腕尺管综合征

尺神经经过豌豆骨及钩骨钩部进入手掌，此部位的卡压称为腕尺管综合征。

（1）临床表现

1）环指麻木，感觉减退或消失。

2）手指无力，尤以对捏功能及精细动作差。

3）尺神经腕背支支配手背尺侧感觉正常，而环指尺侧小指掌侧感觉异常，小鱼际肌、骨间肌肉萎缩，环小指呈爪形手畸形伴手指分开、合拢受限。

（2）诊断要点

1）手尺侧一指半感觉减退，手背尺侧感觉正常。

2）小鱼际肌、骨间肌肉萎缩，环小指爪形手畸形伴手指分开、合拢受限。

3）特殊试验可呈阳性（Froment征、夹纸试验、Tinels征等）。

4）EMG示：尺神经在腕部卡压。

（3）治疗原则

1）康复治疗

适应证：早期病例（只有感觉障碍者）可给予神经营养药、制动、局部封闭、物理治疗，增强肌力，促进神经再生。急性期可采用局部封闭治疗，常用曲安奈德，也可佩戴支具，以制动避免产生疼痛加重的各种动作。

可局部用神经肌电促通仪等理疗，也可用针刺疗法，水疗等。

如保守治疗无效且电生理诊断为阳性，则采用手术治疗，术后经过必要的处理后，尽快加入神经肌电促通仪理疗以促进神经功能的恢复。

2）手术治疗

适应证：① 手尺侧麻痛，环指尺侧半及小指针刺痛觉减退或丧失者。② 骨间肌、小鱼际肌群肌肉萎缩，爪形手形成者。③ 电生理提示尺神经腕部卡压者。④ 保守治疗无效，或患者坚决要求手术者。

三、软组织损伤

（一）肩部滑囊炎

肩部是人体运动范围最大，最灵活的部位。由5个功能性关节与其相应的关节囊组成，并有大量滑囊，如肩峰下滑囊，肩胛下肌滑囊、胸大肌、背阔肌和大圆肌及肱骨结节间沟两侧的滑囊、喙突下滑囊、前锯肌下滑囊、肩峰上滑囊等。其中肩峰下滑囊最具临床重要性。

肩部滑囊炎以肩峰下滑囊炎最多见。肩峰下滑囊亦称三角肌下滑囊，为人体最大的解剖滑囊，位于肩部两层肌肉之间，外层为三角肌和大圆肌，内层为肩袖，它能保证肱骨大结节顺利地在肩峰下进行外展活动。正常肩峰下滑囊与盂肱关节囊肩有肩袖相隔。肩袖完全破裂时，则两者常相互贯通。

肩峰下滑囊炎多非原发，而是继发于邻近组织的病变。常见的病因有劳动过度、慢性劳损、冈上肌腱炎等，也有风湿病所致者。

1. 临床表现及诊断要点

急性起病者，肩部广泛疼痛，肩关节运动受限制，活动时疼痛加重。肩关节前方有压痛，可触及肿胀的滑囊，X射线检查常为阴性。

慢性起病者，疼痛多不剧烈。疼痛部位常在三角肌正点，肩关节外展内旋时疼痛加重，夜间疼痛严重可影响睡眠，检查时压痛常在肱骨大结节部位。

2. 治疗原则

肩峰下滑囊炎的治疗主要是止痛，防止滑囊粘连和恢复肩关节的功能。急性期可冷敷，悬吊前臂。疼痛严重者应用外展支架保持肩关节外展90°位。局部痛点可用行封闭。慢性期应做理疗、体疗、针灸、推拿和药物治疗,局部可行封闭治疗。长期顽固性疼痛而非手术治疗无效时,可行肩峰下滑囊清理及肩峰成形术,多能取得良好的效果。

(二)肱二头肌腱鞘炎

肩关节周围有许多滑动的肌腱通过,它们好发创伤性无菌性炎症,其中以肱二头肌长头的腱鞘炎或腱滑膜炎最为常见。

解剖上肱二头肌长头腱起自肩胛骨的盂上结节,经结节间沟出关节囊,在结节间沟内被腱滑液囊包裹,后者与肩关节囊相连,是肩关节滑膜向外突出形成的。这一解剖结构的炎症即称为肱二头肌长头腱滑膜炎,常简称为肱二头肌腱鞘炎。

病因主要为变性和外伤,临床上多在外伤或劳损后发病。如投掷运动、棒球和网球运动后常急性发病,多因未做好准备运动而引起。某些工作需要反复活动,导致肌腱慢性损伤,发生创伤性炎症。40岁以上的中年人,长期磨损致退行性变者更易发生肱二头肌腱鞘炎。

269

1. 临床表现及诊断要点

急性期时肩前部疼痛,主要位于肱骨结节间沟处,可牵涉至三角肌止点或二头肌肌腹,有时难以指出确切部位。夜间疼痛明显,可以影响睡眠。肩活动受限,患者常将上臂置于体侧,避免旋转活动。

特征性的体征是沿二头肌腱通过盂肱关节及结节间沟处有剧烈的压痛。二头肌腱的正确定位法是,屈肘90°,肩外旋30°,此时肱二头肌腱面向正前方,主动或被动牵张肌腱均可产生疼痛。抗阻力屈肘旋后时,肩前部内侧疼痛,表明肱二头肌腱及其腱鞘受影响,但试验阴性并不表明二头肌腱滑动机制未受影响。

三角肌、斜方肌、斜角肌,有时前臂肌也可有不同程度的肌痉挛,与疼痛有关。

症状可以是急性的,特别在有急性损伤时,也可以是亚急性或慢性的,或由急性转为慢性。后者疼痛和功能减退常可耐受,唯在过度使用上臂或有轻微创伤时加剧,此时功能障碍加重,可以维持较长时间,且保守治疗无效。

有些患者病变进展迅速,活动进一步受限,但无冻结肩表现,手术探查肩峰下间隙时可见二头肌腱与喙肱韧带处关节囊相粘连,有时在经受突发外伤后,疼痛可减轻,活动范围显著增加,实际上是二头肌腱在其肩关节的出口处近侧发生断裂引起。

X射线检查:所有患者应做二头肌腱沟的X射线检查,可以发现有沟变浅、狭窄、沟底或侧面有骨赘形成等,这些表现常伴有二头肌腱滑膜炎。

2. 治疗原则

局部封闭:急性期可采用局部封闭治疗,常用倍他米松或曲安奈德。

理疗:早期可采用激光照射、冲击波疗法、中药离子导入、超声波、干扰电等;也可配合针灸针刺肩髎、肩髃、肩井、风池等穴。急性期注意局部休息,避免产生疼痛症状的姿势;急性期过后应进行牵拉性练习以防肌腱及周围组织粘连,同时进行力量恢复性练习。另外,可以推拿手法相配合,以揉、捏、搓、滚等手法施与局部及周围肌群,以活血通络,消肿止痛,忌暴力,恢复期可用揉、弹、拨、摇肩、牵抖手法松解粘连,恢复功能。康复治疗对大部分没有并发症的患者有效。

急性期主要是休息,可以应用吊带,限制各种引起疼痛的活动。口服镇痛消炎药和皮质类固醇局部注射常有效。一旦疼痛缓解需马上开始主动活动,最好在体疗医师指导下,进行有规律地训练,以防止冻结肩的发生。

康复保守治疗3～4个月仍无进展者,需行手术治疗,手术目的是保证二头肌腱滑动装置在结节间沟内活动,最常态用的方法是将二头肌腱长头起点转移到结节间沟处或胸大肌肱骨止点下方。

(三)肱骨外上髁炎

肱骨外上髁炎又称"网球肘",是肘关节外侧前臂伸肌起点处的无菌性炎症引起的疼痛。疼痛的产生常常是由于前臂伸肌重复用力引起的慢性撕拉伤所造成的。

1. 临床表现及诊断要点

多数发病缓慢,症状初期,患者只是感到肘关节外侧酸痛,自觉肘关节外上方活动时疼痛,疼痛有时可向上或向下放射,感觉酸胀不适,不愿活动。手不能用力握物,握锹、提壶、拧毛巾、打毛衣等运动可使疼痛加重。

一般在肱骨外上髁处有局限性压痛点,有时压痛可向下放散,甚至在伸肌腱上也有轻度压痛及活动痛。局部无红肿,肘关节伸屈不受影响,但前臂旋转活动时可疼痛。严重者伸指、伸腕或执筷动作时即可引起疼痛。

网球肘的诊断主要根据临床表现及查体,主要表现为肘关节外侧的疼痛和压痛,疼痛可沿前臂向手放射。

2. 治疗原则

急性期可采用局部封闭治疗,常用曲安奈德。也可采用理疗如激光、冲击波、电脑中频等,也可冰敷治疗,通常在2～3天后可改用热敷治疗或中药熏蒸,或使用消炎镇痛药物、局部封闭等。

可配合针灸推拿,如温针灸及弹拨、理筋手法等。

限制以用力握拳伸腕为主要动作的腕关节活动,可佩戴专用网球肘护套,让受伤组织得到修复机会,尽量减少工作和日常生活中会引起疼痛的动作。

顽固性的肱骨外上髁炎如果严重影响患者生活质量,也可考虑手术治疗。目前常用的手术方式是关节镜下行桡侧腕短伸肌腱（ECRB）止点切断术。

（四）肱骨内上髁炎

肱骨内上髁炎又称"高尔夫球手"，是指手肘内侧的肌腱发炎疼痛。疼痛的产生是由于负责手腕及手指背向伸展的肌肉重复用力而引起的，患者会在用力抓握或提举物体时感到肘部内侧疼痛。

1. 临床表现及诊断要点

主要症状是肘关节内侧疼痛。起病缓慢，无急性损伤史，但劳累可诱发疼痛。疼痛为持续性，呈顿痛、酸痛或疲劳痛。疼痛可放射到前臂内侧。严重时握力下降，拧毛巾时疼痛尤甚，是该病的特点之一。X射线片检查能排除感染、损伤、结核及肿瘤等疾病。

2. 治疗原则

急性期可采用局部封闭治疗，常用曲安奈德。也可采用理疗如激光、冲击波、电脑中频等，也可冰敷治疗，通常在2～3天后可改用热敷治疗或中药熏蒸。

可配合针灸推拿，如温针灸及弹拨、理筋手法等。

限制以用力握拳屈腕为主要动作的腕关节活动，可佩戴专用高尔夫肘护套，让受伤组织得到修复机会，尽量减少工作和日常生活中会引起疼痛的动作。

顽固性的肱骨内上髁炎如果严重影响患者生活质量，也可考虑手术治疗。

（五）桡骨茎突狭窄性腱鞘炎

桡骨茎突狭窄性腱鞘炎的患者多为中年女性，以日常生活及工作中用手频率较高的职业多见，如家庭主妇、洗衣工、打字员等,抱小孩者尤为常见。男女之比为1:6～1:7。

1. 临床表现及诊断要点

本病起病多较缓慢,逐渐加重,也有突然出现症状者。主诉为桡骨茎突部位疼痛,可向前臂或拇指放射,拇指或腕部活动时疼痛加剧,有时伸拇受限。体征为桡骨茎突处明显压痛,局部可有轻度肿胀,皮下有时可触及结节。具有诊断意义的为Finkelstein征阳性:嘱患者拇指屈曲置于掌心,其余手指握拳,腕关节尺偏时桡骨茎突处疼痛。

2. 治疗原则

本病的治疗,在发病早期或症状较轻者,应尽量减少手部活动,如洗衣、拧毛巾等,首选支具固定,让局部得到休息。或采用局部封闭治疗,常用倍他米松或曲安奈德,或应用理疗如激光治疗、冲击波、双频等。

局部涂外用止痛药后轻手法推拿或针刺疗法。

症状较重者可采用腱鞘内局部封闭,症状一般可得缓解或消失。对效果不明显者可行桡骨茎突腱鞘切开术治疗。

273

（六）屈指肌腱狭窄性腱鞘炎

指屈肌腱狭窄性腱鞘炎又称扳机指（trigger finger）或弹响指。可发生于不同年龄,多见于中年妇女及手工劳动者,亦可见于婴幼儿。前者与反复机械刺激有关;后者多属先天性所致。以拇指多见,其次为中、环指。可以单发也可同时累及多个手指。

1. 临床表现及诊断要点

成人指屈肌腱狭窄性腱鞘炎起病多较缓慢。早期在掌指关节处有局限性酸痛,晨起或工作劳累后加重,活动稍受限。

当病情逐渐发展,疼痛可向腕部及手指远端放射,但疼痛往往并不是患者的主诉,手指伸、屈活动受限且伴有弹响,或手指交锁往往是最常见的就诊原因。

检查时,局限性压痛明显,局部隆起,掌指关节平面可触及皮下结节性肿物,手指屈、伸时可感到结节状肿物滑动及弹跳感,有时伴有弹响。

2. 治疗原则

急性期可采用局部封闭治疗,常用倍他米松或曲安奈德,或应用理疗如激光、中频、超声治疗仪等以改善血液循环,消除炎性水肿,解除粘连及卡压。严重时可佩戴支具以制动。

推拿理筋手法,在结节部按压、横向推动、纵向推按等动作,最后握住患指末节向远端迅速拉开。

如反复发作,则应采用手术治疗,切开狭窄的屈肌腱腱鞘,松解肌腱。

四、上肢(手)其他疾病

(一)肩关节撞击综合征

肩部撞击症又称肩峰下疼痛弧综合征,是以盂肱关节外展至一定范围内即有肩部和上臂疼痛为特征的临床症候群,在此幅度以外活动时则无疼痛。是中年以上者的常见病。

1. 临床表现及诊断要点

男女之比约3∶2。平均年龄为50岁。右肩是左肩的2倍。主要是上臂外侧疼痛,特别是三角肌止点处。外展上臂60°～120°时出现疼痛。常有持续隐痛,夜间尤其明显。外展疼痛的同时可以发出声响,患者自觉继续上举时有碰撞感觉。有的可抬举至180°,有的因疼痛或机械阻碍不能完成最后的外展。患者逐渐因疼痛而不敢活动上臂,常垂臂于体侧以减轻疼肩。肩外旋、内旋均明显受限。

一般虽然活动受限,但并不发生冻结肩。三角肌、冈上、冈下肌肉萎缩,但不如冻结肩或旋转性完全性撕裂者明显。

压痛最明显处在肩袖及肩峰下,尤以冈上肌在大结节的止点处为最,或稍前、稍后,或在肱二头肌腱上。少数因疼痛较重而活动减少,肌肉愈趋萎缩,也有发生冻结肩者。

X射线检查:常规摄片可能发现钙化性肌腱炎及大结节骨折。有的有不规则的皮质下小囊肿、大结节硬化。可见二头肌腱沟不规则,有骨赘。肩锁关节、肩峰前缘或下面也可有骨增生。这些改变均非特异性。

根据病史,体检不难作出诊断。此外,从病史、X射线片等还可区分不同的病因。有外伤史者提示可有冈上肌腱扭伤或大结节骨折。自发起病者可能是冈上肌腱炎、肌腱钙化或肩峰下滑囊炎。X射线检查可以证实或除外骨折、钙化物沉着,后者为均质性,没有骨小梁结构,可与撕脱骨折相鉴别。

该病需与肩锁关节的疼痛弧相鉴别。前者疼痛位于肩峰下,后者由炎症等引起,疼痛在肩锁关节,疼痛弧表现在外展弧的另一时相,通常外展至大于90°时出现疼痛,继续上举时,疼痛非但不减轻,反而增加。疼痛最明显的位置是外展120°～180°。

2. 治疗原则

病变早期肩部理疗或热敷,如激光、冲击波、中频等,消除炎症水肿,或口服消炎止痛类药物。急性发病时可用三角巾悬吊患肢,但注意无痛情况下活动肩关节,防止炎性组织粘连。应避免可引起肩部撞击的动作,如提举重物等。一般早期局部封闭效果满意。对肩关节活动范围受限者,应注意肩关节功能练习,防止继发喙肱韧带挛缩,而导致冻结肩。

3. 手术治疗

目前临床最为常用的手术方式是肩关节镜下对肩峰下间隙进行减压。具体手术方式包括:肩峰成形术(尤其是肩峰前角)、喙肩韧带切断或切除术、以及肩峰切除术。

（二）腕三角纤维软骨盘损伤

腕部疼痛和活动受限是创伤外科中一个常见症状，腕尺侧软组织损伤是其常见病因。三角纤维软骨连同其周围诸韧带结构被合并命名为三角纤维软骨复合体（TFCC），近年来，围绕其诊断和手术治疗方法开展了活跃的临床和基础工作。

TFCC损伤的基本病因是外伤和退行性变。1989年Palmer将TFCC损伤分成两大类：

第一类损伤指外伤性TFCC损伤。常由于上肢外伸位或从高处跌落手撑地、前臂猛烈旋转，以及腕关节尺侧轴向过度负重或腕尺侧牵张损伤。分型如下：

1A型损伤：TFCC中央无血供区损伤；

1B型损伤：TFCC从尺骨茎突的止点上撕裂，可伴或不伴尺骨茎突骨折；

1C型损伤：累及TFCC掌侧附着部位或尺腕关节远侧韧带；

1D型损伤：TFCC从桡骨附着缘上撕脱。

TFCC的第二类损伤是退行性变所致。此类损伤为腕尺侧反复负重所致，属于腕尺侧撞击综合征的变形。反复腕关节受压旋转致TFCC水平部近、远侧面发生进行性蜕变。分型如下：

2A型损伤：TFCC水平部在近侧面和（或）远侧面磨损，但未发生穿孔；

2B型损伤：除水平部磨损外，还有月骨的尺侧面和（或）尺骨头桡侧面软骨破坏；

2C型损伤：TFCC的水平部发生穿孔；

2D型损伤：退变进展期，月骨和尺骨头的关节面出现退行性变化，TFCC水平部穿孔，月三角韧带断裂；

2E型损伤：腕尺侧撞击综合征的终末期，发生创伤性关节炎，TFCC水平部通常完全消失，月三角韧带完全断裂。

1. 临床表现及诊断要点

TFCC损伤以中年或老年为主,在腕部过度使用或有外伤史者多见。常有明确外伤史,但部分患者无外伤史可追溯。TFCC损伤的基本症状是尺侧腕痛。疼痛常为慢性,伴有腕部无力、酸胀、活动受限、活动疼痛等。体检可查及腕尺侧、下尺桡关节处压痛,腕部旋前、旋后、尺偏、屈伸受限,运动弧欠圆滑,手握力下降,关节弹响,以及关节松弛或僵硬。TFCC损伤可以伴有下尺桡关节半脱位及退行性关节炎、尺骨茎突骨折及其不愈合、月三角骨不稳定及尺侧伸腕肌腱脱位及肌腱炎。

TFCC损伤多数在X射线平片或MRI检查中有异常表现,但部分病例在X射线平片等检查上无异常。腕关节造影和腕关节镜检查是确定TFCC损伤以及了解损伤程度的重要依据。

关节镜检查是诊断的最可靠方法。腕关节镜检查可以了解TFCC水平部穿孔的大小和形状、软骨面破损的存在与否及其程度、腕内韧带(主要是月三角韧带、舟月骨间韧带)的完整性和强度,以及腕关节内滑膜炎症程度。腕关节镜检查的另一个优点是在明了损伤后做镜下的修复或清创手术。

2. 治疗原则

关于TFCC损伤虽尚存许多争议,但在治疗原则和具体方法上已有一些共识。虽然损伤原因和类型不一,但起初均应尝试保守治疗。不少TFCC损伤者在保守治疗后有效,并不需做手术治疗。保守治疗包括去除病因、限制活动、理疗和药物对症治疗等,可用长臂至掌指关节屈肘135°旋后位支具固定制动,一般8周左右,同时采用激光等理疗消炎止痛。决定是否手术应根据症状、体检、X射线平片、MRI和关节镜检查结果。TFCC水平损伤、尺骨附着部损伤、保守治疗无效的退变性TFCC损伤应考虑手术治疗。

（三）前臂筋膜间室综合征

前臂筋膜间室综合征是指桡、尺骨骨间膜、肌间隔和深筋膜所构成的筋膜间室内的肌肉、神经和血管受致病因素的影响，血供减少，最终导致功能紊乱，继而出现的一系列症状和体征。它是前臂和肘部骨折或软组织损伤后的一种严重并发症，若不及时予以处理，将严重影响上肢功能。

1. 临床表现及诊断要点

若能在发病早期做出诊断，及时给予治疗，就有可能中止濒临缺血或已缺血肌肉的病程发展，从而减轻伤残，或有可能完全恢复其功能。

（1）急性筋膜间室综合征

① 疼痛是本征的常见症状和重要主诉，也是最早的发病信号。缺血早期即出现。其深在、广泛而剧烈，呈进行性，甚至用止痛剂也无法缓解。② 受累神经分布区感觉异常。这也是本征早期的重要症状之一，表现为过敏、感觉减退或消失。其两点辨别觉消失最早。③ 手指被动牵拉痛。因肌肉缺血挛缩，手指呈半屈曲位，被动牵拉手指则引起剧痛，上述三点是早期诊断本征的最重要症状和体征。此外，受累筋膜间室肿胀、压痛、质硬，肢体苍白或发绀，桡动脉搏动消失或减弱也可作为参考。

（2）已形成的筋膜间室综合征

晚期病例，患肢功能部分或完全丧失，诊断较易。

掌侧筋膜间室综合征的典型畸形是腕及指骨间关节屈曲畸形，被动活动也不能伸直，但腕掌屈时手指可被动伸直。轻、中度挛缩者，手部各关节尚有部分伸、屈活动。重度患者，腕及指骨间关节极度屈曲，掌指关节过伸，只有掌指关节轻微的过伸活动，甚至手功能完全丧失。患者前臂旋前，肌肉萎缩，肌腹质硬。

背侧筋膜间室综合征的典型畸形是前臂旋后,腕背伸,掌指关节过伸,指骨间关节半屈曲,拇指略呈外旋。

掌、背侧筋膜间室综合征可同时存在,兼有两间室肌肉挛缩的特征,畸形严重。

前臂肌肉缺血挛缩可同时合并手内在肌麻痹和挛缩,其畸形表现更为复杂。

轻、中度挛缩以正中神经损害表现为主,尺神经损害较轻。重症者,正中神经和尺神经可同时受累。

2. 治疗原则

(1) 手术治疗 前臂筋膜间室综合征的正确处理应该是根据不同的病程和病理变化,采用不同的治疗方法。由于肌肉、神经的缺血、变性、坏死和再生是一个渐变过程,缺血的程度和范围不同,演变过程也不完全一样,个体间也存在着差异。总的说来是从急性、亚急性演变成慢性过程。即急性期、亚急性期(早期)和晚期。因而把握病理演变的全过程,采取相应的治疗措施是极其重要的。

279

1) 急性期(发病24~48 h) 以筋膜切开减压为主,解除筋膜间室内高压。如能在发病后6~8 h内恢复血运,则预后良好;若超过此时限,将发生不可逆变化。故应作为一种急诊手术。手术仅需彻底切开深筋膜,因肌肉正处于变性过程中,不宜做复杂操作,否则会促使病变发展,使可逆变化成为不可逆改变。如患肢有血运障碍,应在切开筋膜同时探查血管,并采取相应治疗措施。

2) 亚急性期或早期(发病数周至3~6个月) 此期是否应对神经、肌肉减压或早期做坏死肌肉切除,尚存在不同意见。发病数周内(1~3个月),肌肉变性、坏死和再生的界限不清,早期切除坏死肌肉,有将坏死肌肉和有再生能力的肌肉同时切除的危险。另外,手术本身有碍侧支循环的建立,从而不利于肌肉的再生。故在亚急性期的早期，仍应以神经、肌肉的减压为主，以改善肌肉、神经的血供，以利其再生。随着病程的演变，变性坏死的肌肉逐渐为纤维化瘢痕组织所替代，神经受到瘢痕的压迫和绞窄，此时重点应做神经松解。

3）晚期（6～12个月） 此期以功能重建为主，切除坏死纤维化组织，同时松解神经，然后根据动力肌腱情况进行肌腱移位，重建患肢重要功能。

（2）康复治疗 术后应积极进行康复综合治疗，包括激光、神经肌电促通仪、中频、推拿手法、手功能体疗及感觉脱敏训练。激光促进血液循环，消除肿胀；神经肌电促通仪刺激神经再生，活跃神经细胞；中频仪软化瘢痕组织，防止肌肉萎缩；手法推拿放松屈曲挛缩肌腱组织，防止结缔组织增生；在理疗的同时指导患者进行手功能体疗锻炼、精细动作及感觉脱敏训练，针对损伤神经所支配的各种肌肉和僵硬的关节进行被动运动、主动运动、渐进性抗阻力运动直至恢复手功能。综合康复的作用体现于加速局部血液循环、对坏死组织灌注的血液进行新陈代谢、消除炎症、刺激一定部位的神经干、活跃神经细胞、修复坏死神经细胞。同时进行脑对周围神经的重组训练，对硬化结缔组织进行软化，松弛挛缩的肌腱组织，对功能障碍的关节进行主动被动的训练。

（四）第一腕掌关节骨关节炎

第一腕掌关节炎好发于50～60岁的女性，在7～10年她们的拇指发展成M畸形或内收畸形，炎症阶段可能非常疼痛以至于患者寻求治疗，也可能忍受下去直至抓握大型物体出现问题或者腕掌关节疼痛。

第一腕掌关节韧带的松弛是引起骨关节炎的重要因素。Pelligrini进行了尸体标本术后分析，观察到了深浅前斜韧带的退化和关节炎之间存在密切的关系。这些韧带完整性的丧失会导致拇指屈曲和内收运动时关节的背侧半脱位和疼痛的滑囊炎。Koff进行冰冻尸体标本的立体摄影测量证实了关节面退化开始于掌骨基底部桡侧1/4，进一步发展至掌侧1/4。在后期，对于大多角骨，软骨磨损从桡背侧1/4发展至掌侧1/4。第一腕掌关节的不稳定经过7～19年会导致一种严重的畸形，称为M型拇指或Pollux内收畸形。早期，第一掌骨桡背侧半脱位引起Forestier征。疼痛和畸形限制了活动范围，引起了掌指关节代偿性的过伸。肌肉的挛缩关闭了第一间隙，并导致第一掌骨平行于第二掌骨。拇指指间关节屈曲以达到对捏，尺侧平行韧带超负荷，导致疼痛和不稳定。第一腕掌关节炎终末期。内收畸形或M型拇指。由于关节囊韧带的退化和拇长展肌活动引起了第一腕掌关节半脱位。

分型：

Ⅰ期：正常关节面，因滑囊炎引起的关节间隙增宽

Ⅱ期：关节间隙狭窄，可见小于2 mm的松散小骨片或骨赘，无舟状骨大多角骨关节炎

Ⅲ期：严重的第一腕掌关节破坏伴有软骨下硬化。超过2 mm的松散小骨片或骨赘，无舟状骨大多角骨关节炎

Ⅳ期：舟状骨大多角骨关节和第一腕掌关节均累及

1. 临床表现及诊断要点

第一腕掌关节炎患者典型的症状是拇指基底部疼痛，疼痛放射至鱼际纹和掌指关节。在对捏和大型物体抓握时疼痛加重。许多日常活动变得很难做到，比如旋转车钥匙，开果酱瓶子，缝线，切割或写字等。在早期，患者有种关节滑脱的不稳定的感觉。然后，伴随着软骨软化和舟状骨周围骨赘形成，会发生关节僵硬和背侧半脱位，导致拇指内收位。在后期，关节变僵硬，疼痛减轻。终末期会形成内收位畸形。

当炎症存在时,检查者示指压在关节掌侧会产生疼痛。近端超过1 cm的位置是舟状骨大多角骨关节,该位置的疼痛表明是全大多角骨关节炎。研磨试验通过拇指环行并轴向受压时产生捻发音和疼痛证实关节退化。当炎症早期存在时,还能用同一类试验,轴向牵拉对关节囊韧带复合体施压引起疼痛来证实。由Glickel描述的第一掌骨基底部挤压试验同样敏感。第一掌骨头被一只手的拇示指置于伸直位,另一只手的拇指按压第一掌骨基底部背侧。在此病的进展期尝试背侧半脱位的复位是特别疼痛的。另外两个疾病会和第一腕掌关节炎并存:腕管综合征和桡侧屈腕肌腱炎。这和腕关节主动屈曲时,远端腕横纹水平肌腱触诊敏感度增强有关。

2. 治疗原则:

(1)康复治疗 早期的第一腕掌关节炎应该用非甾体类抗炎药和夹板治疗。白天,用1个短的拇指人字形夹板于拇指中立位(45° 外展和前倾)和掌指关节30° 屈曲位固定。这个屈曲位能明显减轻第一腕掌关节的压力。晚上,用一个长的夹板固定腕关节于微伸位。固定6周后,76%的Eaton Ⅰ期和Ⅱ期病例,54%的Ⅲ期和Ⅳ期病例症状会有改善。关节内类固醇注射不应常规应用,应在炎症爆发时应用。反复注射可使关节囊韧带组织衰弱,可成为以后手术的并发症。然而Day等报道对于83%的Eaton Ⅰ期关节炎患者,夹板固定3周,关节内注射类固醇可在超过23个月减轻疼痛。

(2)手术治疗 自1970年起,有大量外科式用于治疗该疾病。它们中大多数基于以上引用的解剖学和生物力学研究。在Eaton进展期也就是Ⅲ期和Ⅳ期,没有一个技术可以重建持久活动的,舒适的和有力的关节。在这一期,韧带结构退化,大多角骨切除会进一步减少生物力学的能力,然而由于手内在肌和外在肌对于新关节的稳定作用,功能学结果还是可以接受的。

用肌腱填塞重建韧带被寄予很大的希望。肌腱填塞的目的是用桡侧屈腕肌腱或拇长展肌腱重建前斜韧带或喙部韧带。这个做法的优点是在防止拇指向近端移动时不需匹配起有效性，因为轴向力量强大。务必记得肌腱在生物力学上并不等同于韧带。

在大多角骨切除术后，尽管大多数技术（肌腱填塞、韧带重建、内植物，全假体置换）给予了一个可靠的无痛关节，但并没有重建力量。内植物和假体确实在一段时间内达到了力量的需求，但并发症很多。对于 Easton Ⅱ期、Ⅲ期和Ⅳ期关节炎，我们认为选择何种合适的治疗还有待证实。对于Ⅰ期，我们认为治疗已达成一致。

Ⅰ期常用手术方案：Eaton-Littler 韧带成形术、第一掌骨切除术（±肌腱或假体填塞）、第一腕掌关节去神经化。

（五）掌腱膜挛缩征

本症是一种进行性增殖性的组织纤维变性病，好发于老年人。主要累及掌腱膜与指筋膜。发病的掌腱膜出现坚韧的结节与索带，当病变蔓延至指筋膜时，手指屈曲挛缩，伸直受限。最早描述此病的是1610年 Plater，1823年，Cooper 称其为掌腱膜挛缩，但直到1932年 Baron Dupuytren 才提出创伤的理论及腱膜多处切断的治法，被冠以 Dupuytren 挛缩症称呼沿用至今。

1. 临床表现及诊断要点

本症以男性多见。发病早期，手掌内出现一个或多个皮下结节，不痛不痒或仅晨起有僵硬感，结节常在掌远侧横纹与环指纵轴之交界处，继之出现索带，延至手指时，患指屈曲挛缩。结节与皮肤粘连形成皱褶，加上索带牵扯，呈现成半月形陷凹。很多患者不是因为手指伸不直求医，而是怀疑手部"长瘤子"，"生癌"求诊，往往被当成纤维瘤，神经纤维瘤，脂肪瘤或腱鞘囊肿看待。本症最易侵犯环指与小指。受累手指的近侧指关节背侧常存在指节垫。手指长期屈曲者,皮肤皱褶内积聚污秽,潮湿发臭。本症也可合并跖腱膜增厚,即足底结节,此外3%患者有阴茎海绵体间隔增厚或结节增生。约半数病例双手同时或在1年内先后发病。病情进展缓急不定,有很快发展,也有许多年不变,但从无自行缓解消失。

诊断上对年龄40岁以上的男性,50岁以上的女性,尤其是60～70岁老人,手上出现皮下结节、索带,环小指不能伸直,应当怀疑到本症。通过仔细询问病史及体格检查,拍颈椎正侧位X射线片,以了解颈椎有否退行变性。对于无法鉴别的纤维瘤等需做活体组织病理切片检查鉴别。由外伤与感染所遗留的手部瘢痕性挛缩,从病史上不难区分。

2. 治疗原则

(1) 康复治疗　病变早期,可以康复保守治疗,采用蜡疗、中频软化增生组织,激光促进血液循环等。口服大量维生素C与E,以抑制结缔组织增生。对手掌的结节、索带病变组织,局部注入曲安奈德1 ml及1%利多卡因液1 ml,也可用胰蛋白酶5～10 mg或透明质酸酶1 500～3 000单位,注入局部。每5～7日重复1次,可望暂时缓解症状,但极易复发。应当每3个月复查一次。局部放射治疗由于收益少,并发症多,现已不用。

(2) 手术治疗　本症的主要治疗手段是手术,一般用臂丛神经阻滞麻醉,在充气止血带下操作。对掌腱膜挛缩的手术治疗,可以分为皮下挛缩腱膜切断术,掌腱膜部分切除术和掌腱膜全部切除术三种。皮下腱膜切开术操作简单,适用于手掌呈线状索引起的掌指关节挛缩,或对于屈曲挛缩严重的病例作为部分切除术的准备。术后复发率较高,因此很少单纯用此法治疗。掌腱膜全部切除,即切除全部有病变的和正常的掌腱膜及其纵隔,由于皮下分离广泛,易引起术后血肿,皮肤坏死等并发症,且与掌腱膜部分切除术相比复发率无明显区别。因此大部分学者都主张做掌腱膜部分切除术。

(六) 肌腱损伤

1. 指屈肌腱损伤

(1) 指屈肌腱的解剖分区　根据解剖部位屈指肌腱分为如下5区:

● Ⅰ区:远节指骨的屈肌腱止点至中节指骨中部,长约1.5 cm。此区仅有指深屈肌腱通过,损伤时只造成手指末节屈曲功能障碍。

● Ⅱ区:中节指骨中部至掌横纹,即指浅屈肌腱中节指骨的止点到掌指关节平面的屈肌腱鞘的起点,亦称"无人区"。指深、浅屈肌腱共同在屈肌腱鞘内行走,指深屈肌腱于近端位于深面,随后通过指浅屈肌腱的分叉后,走向指浅屈肌腱的浅面。

● Ⅲ区:掌横纹至腕横韧带远侧缘,即指屈肌腱掌中部。此区皮下脂肪较多,指浅屈肌腱位于指深屈肌腱浅面,其近端掌浅弓动脉直接位于掌腱膜之下,肌腱在此与神经、血管关系密切,肌腱损伤时常伴有血管、神经损伤。

● Ⅳ区:腕管内,指深、浅屈肌腱和拇长屈肌腱共9条肌腱及正中神经通过其内。正中神经位于最浅层,肌腱损伤常伴有正中神经损伤。

● Ⅴ区:腕管近端的前臂区。此区除了9条指屈肌腱外,还有3条腕屈肌腱,并有正中神经、尺神经、以及尺、桡动脉。肌腱损伤常伴有神经、血管损伤。

(2) 屈指肌腱损伤的鉴别方法

● 将患指近侧指间关节固定,若远侧指间关节不能主动屈

曲,则提示屈指深肌腱断裂;

● 将患指相邻两指固定在伸直位,患指近侧指间关节不能主动屈曲,则提示屈指浅肌腱断裂;

● 若近、远侧指间关节均不能主动屈曲,则提示屈指深、浅肌腱均断裂。

(3)新鲜指(拇)屈肌腱损伤的治疗原则

1) Ⅰ区:此区仅有指深屈肌腱通过,损伤时只造成手指末节屈曲功能障碍。晚期修复可行肌腱前移术或肌腱固定或远侧指间关节固定术。因指浅屈肌腱功能正常,如行肌腱移植,术后发生粘连,将影响指浅屈肌腱的功能,不宜采用。

2) Ⅱ区:此区内,如为单纯指浅屈肌腱损伤,其功能完全可由指深屈肌腱代替,不影响手指屈曲功能,不需要修复。单纯的指深屈肌腱损伤,晚期可行远侧指间关节固定术。若指深、浅屈肌均损伤,在局部条件良好,如切割伤,且技术条件许可时,应尽可能行一期修复。如失去了一期修复的机会,应争取在伤后一个月内行延迟一期修复。切除指浅屈肌腱,直接缝合修复指深屈肌腱。腱鞘根据其完整程度予以缝合或部分切除,一定要注意保留 A2、A4滑车。伤后时间较长,肌腱两端不能直接缝合或有肌腱缺损者,采用游离肌腱移植进行修复。

3) Ⅲ区:此区内指深、浅屈肌腱损伤时,可分别予以修复,亦可仅修复指深屈肌腱。若伴有神经损伤应同时修复。

4) Ⅳ区:此区内多条肌腱同时损伤,可切除指浅屈肌腱,修复指深屈肌腱及拇长屈肌腱。

5) Ⅴ区:此区肌腱损伤常伴有神经、血管损伤。损伤的肌腱可分别予以修复,但应首先注意修复指深屈肌腱和拇长屈肌腱。有肌腱缺损时可行肌腱移植或肌腱移位,即将中指或环指的指浅屈肌腱于远端切断,将其近端移位于伤指的指深屈肌腱远端缝合。

（4）陈旧性指（拇）屈肌腱损伤的治疗原则

1）手术治疗

肌腱因缺损或其他原因未能行一期修复，以及一期缝合失败者，则应予二期修复。常用的修复方法是肌腱直接缝合、肌腱移植和肌腱移位术。

a. 游离肌腱移植　游离肌腱移植手术适用于手部各区域内肌腱缺损的修复。肌腱缺损部位无明显瘢痕，手指关节被动屈伸良好，手指感觉存在，则可行游离肌腱移植。年龄过大或幼儿不适宜肌腱移植手术，术后效果常不理想。

游离肌腱的来源：可用于移植的肌腱有掌长肌腱，趾长伸肌腱，跖肌腱，示指有伸肌腱和指浅屈肌腱。

移植肌腱的张力：调整移植肌腱张力过大，手指伸直受限，张力过小，手指屈曲不完全。适当肌腱张力调整是取得肌腱移植术好功能的重要因素之一。

调节肌腱张力时，以相邻指的休息位姿势为参照，使患指的屈曲度与其相邻处于休息位手指角度相一致。

肌腱近断端在原伤口附近粘连，或受伤时间较短，断腱的肌肉本身张力尚无明显改变，移植肌腱张力，应将患指调整与邻指相一致的屈曲位为宜。

若受伤时间长，肌肉有继发挛缩，牵拉近断端感到肌肉张力较大，收缩范围少，移植腱的张力应适当放松些。即肌腱缝接后，伤指位置较休息位的邻指稍伸直些，以免术后患指伸直受到影响。

若肌肉有失用性萎缩，牵拉断腱时肌肉松弛，移植腱的张力可适当大些，以免术后手指屈曲范围减少，而且无力。

b. 肌腱两期重建手术　肌腱缺损区域有较多的瘢痕，关节被动活动较差，可行肌腱两期重建术。

第一期用肌腱替代物硅胶条植入屈肌腱缺损处，待假腱鞘形成四周后行第二期手术,取出硅胶条,然后用自体肌腱移植。

c. 同种异体肌腱移植　多条肌腱缺损修复时自体肌腱移植的来源受到限制。随着同种异体肌腱移植免疫学研究的进展,经处理的异体肌腱,组织抗原明显降低,使异体肌腱移植在临床上应用成为可能。

2）康复治疗

屈指肌腱损伤修复后

a. 术后1～3周(根据病情及手外科医生要求)

● 注意事项① 患者从手术室出来即抬高患肢,防止术后肿胀。② 未被固定的邻近上下关节要活动。③ 检查伤口处的敷料(有无出血渗液和感染)。④ 肿胀状况⑤ 石膏外固定的位置(松、紧)⑥ 疼痛 ⑦ 手指末梢血循环等况。

▲如出现上述异常情况,即进行对症处理。

● 1～3周后拆除石膏外固定,改用动力型支具,将腕掌屈在30°～40°,掌指关节屈曲在70°,将橡皮筋牵引各指末节或指甲,指间关节自然伸展,目的是将手指屈曲,但患者应尽量主动来对抗橡皮筋的拉力而将手指自然伸直,但不可被动伸展指间关节。

● 3～4周后,可做渐进性加强屈伸运动操练,从手指的远端、近端、掌指关节有步骤地康复训练,加上理疗的配合,防止关节囊的挛缩逐渐增大关节被动运动,反复操作可增加耐力和关节活动度,充分认识早期的活动,不仅可增加关节灵活度,还可以减轻修复处与周围组织的粘连。

● 操练时可采用掌指关节屈曲位,被动活动时要逐渐伸展指间关节,或指间关节屈曲时逐渐伸展掌指关节,但腕关节固定要在60°～70°。

b. 术后4～6周

● 可开始进行无阻力的屈曲,伸展活动。

● 腕关节亦可以开始主动活动，逐渐加大活动范围。

● 被动活动可以伸展掌指关节和指间关节（但腕关节处于中立位处）。

● 康复医技人员可在此期间对患肢进行被动的活动，使关节能达到正常的屈曲位，操作时需与患肢配合要轻柔逐渐拉开关节活动度不可粗暴手法，强制扳动以免损伤。

c. 术后6周　可加强肌力训练，进行阻抗力的运动，渐进性加强主动屈曲，被动伸腕，伸掌指关节，伸指间关节，增强肌腱的活动能力。

d. 术后8周　可进行职业康复采用多功能康复器械，加强手部肌力。

注：3周后可开始用理疗，蜡疗热敷，动力性支具等多种康复器具帮助防止挛缩和粘连。

2. 指伸肌腱损伤

（1）指伸肌腱的解剖分区　根据不同部位和解剖结构，根据不同部位和解剖结构，伸指肌腱的分区有两种，一种将其分为8区，一种将其分为5区。

伸指肌腱8区分区法：

1）Ⅰ区：远侧指间关节背侧。伸肌腱帽肌腱成分在此会合成一薄的终末腱，它的活动范围仅5mm或更少。此区的闭合性损伤可能是肌腱从止点处的撕脱或伴有小块撕脱性骨折，导致锤状指畸形，即远侧指间关节屈曲畸形。开放性损伤可伤及皮肤、肌腱和关节。

2）Ⅱ区：中节指骨背侧。侧腱束融合形成终末伸肌腱。斜支持带在侧腱束的外侧融合，此区内伸肌装置的破坏或粘连固定，可导致锤状指畸形或远侧指间关节屈曲功能丧失。由于远侧指间关节的关节囊完整，远侧指间关节的屈曲畸形较不明显。

3）Ⅲ区：近侧指间关节背侧。中央腱束和来自内在肌腱的侧腱束通过伸肌腱帽的交叉连接共同伸近侧指间关节。此区损伤，中央腱束断裂或变薄，随之侧腱束向掌侧移位，近节指骨头背侧突出，形成纽扣状畸形。侧腱束变成屈近侧指间关节，并使远侧指间关节过伸。

4）Ⅳ区：近节指骨背侧。此区中央腱束损伤，引起近侧指间关节屈曲畸形，但较易修复。

5）Ⅴ区：掌指关节背侧。伸肌腱帽将伸指肌腱保持在掌指关节背侧中央，起伸掌指关节作用。此区损伤可导致① 伸肌腱损伤，使掌指关节伸展受限而出现屈曲畸形。特点是伸肌腱由于腱帽的连接较少回缩，易于修复。② 腱帽损伤致使伸肌腱向健侧脱位，同样也导致掌指关节伸展受限。

6）Ⅵ区：手背部和掌骨背侧。此区内示指和小指各有两条伸肌腱，如其中之一损伤，则不表现出症状。指总伸肌腱如在联合腱近端损伤，则伤指的伸展功能仅部分受限。此区损伤常伴有骨折和软组织损伤，可导致肌腱与骨粘连，并可并发未受伤手指关节挛缩和僵直。

7）Ⅶ区：腕部伸肌支持带下。闭合性损伤可见于Lister's结节处的拇长伸肌腱断裂。此区开放性损伤，修复的肌腱易于滑膜鞘内产生粘连，肌腱修复处最好不位于腱鞘内或将其鞘管切开。

8）Ⅷ区：前臂远端。此区内有13条伸肌腱，拇指伸肌的肌腱最短，指总伸肌的肌腱可在前臂中1/3内予以修复，腕伸肌的肌腱最长。

伸指肌腱5区分区法：

1）Ⅰ区：末节指骨背侧基底部至中央腱束止点之间

2）Ⅱ区：中央腱束止点至近节指骨中点伸肌腱帽远端

3）Ⅲ区：伸肌腱帽至腕背韧带（伸肌支持带）远侧缘

4）Ⅳ区：腕背韧带下

5）Ⅴ区：腕背韧带近侧缘至伸腱起始部

（2）新鲜伸指（拇）肌腱损伤的治疗原则

根据伸指肌腱5区分区法：

1）Ⅰ区损伤

多见于锐器切割伤或闭合性戳伤，手指末节下垂不能直伸，又称为"锤状指"（mallet's finger）。

戳伤所致的锤状指，常合伴末节指骨基底背侧的撕脱骨折，需拍片检查。

治疗原则：① 手术治疗：刀割伤所致的肌腱断裂，断端整齐，应一期缝合。缝合时应采取近侧指间关节屈曲，远侧指间关节过伸位，使断裂伸指肌腱断端靠拢，便于缝合。缝合后石膏或支具将伤指固定在上述位置，制动6周后去除此固定开始手指屈伸活动。② 非手术治疗　闭合性损伤，如戳伤所致，腱断端不整齐，不宜切开行肌腱缝合。手指制动：将伤指近侧指间关节屈曲，远侧指间关节过伸，使断腱两端自行靠拢，制动6～8周。外固定采用手指管形石膏、制动或手指支具制动。闭合伸指肌腱损伤所致锤状指，伤后一周内仍可按新鲜损伤处理，时间越长，效果越不理想。

291

2）Ⅱ区损伤　伸指肌腱的中央束最容易损伤及此部分，并常累及背侧关节囊。

治疗原则：① 手术治疗　开放性损伤均做一期肌腱缝合，术后制动腕关节于轻度背伸，掌指关节和指间关节于伸直位。4周去外固定开始主动活动，6周后加大活动强度。② 非手术疗法　闭合性损伤用石膏制动腕关节于轻度背伸，掌指和指间关节于伸直位4周，6周后增加活动强度。

3）Ⅲ区损伤　此区肌腱断裂，一期缝合效果好。掌指关节背侧腱帽部位损伤，注意修复腱帽结构，避免术后发生腱帽滑脱。手背部肌腱断裂,发生在联合腱近端,注意检查是否有由邻指伸肌腱通过联合腱。带动伸直伤指现象,以免漏诊。

4)Ⅳ区损伤　伸指肌腱位于腕纤维鞘内,肌腱断裂缝合时,需切除影响肌腱滑动的鞘管,减少肌腱修复术后粘连机会。

5)Ⅴ区损伤　肌腱断裂常为多发损伤。腱性部分断裂行一期缝合,肌肉-肌腱交界处或肌肉断裂,肌腱与肌腹不宜直接缝合,可采用肌腱移位方法,将断腱远端编入功能相同的正常肌腱,或与有肌肉动力的断腱缝合。

(3)陈旧性伸指(拇)肌腱损伤的治疗原则:

根据伸指肌腱5区分区法:

由于某些原因,伸指肌腱损伤未得到一期缝合,可行二期肌腱修复术。断裂的伸肌腱时间短,可直接缝合。损伤时间较长肌腱断端回缩或肌腱缺损,则可采用肌腱移植或移位修复。

1)Ⅰ区损伤　伸指肌腱抵止处损伤,不仅表现远侧指间关节屈曲,其近侧指间关节继发性发生过伸畸形。

● 肌腱修复法远侧指间关节无损伤或创伤性关节炎,关节被动活动正常,仍可行伸肌腱止点重建术。

● 指间关节融合法适用于已有关节损伤或合并创伤性关节炎,或年龄偏大的患者。

2)Ⅱ区损伤

● 中央腱束修复术　损伤时间短,单纯中央束损伤,被动伸指时两侧腱束仍可滑到手指背侧者可行中央束修复。

● 侧腱束交叉缝合术适用于两腱束已有轻度短缩,但近、远侧指间关节被动活动尚正常。

● 游离肌腱移植修复法,适用于侧腱束损伤已不能利用,需行肌腱移植。

● 伸指肌腱近止点切断，适用于侧腱束完整，但有严重挛缩，如手指背侧烧伤后所致畸形等。

3）Ⅲ区损伤 手背部陈旧性伸指肌腱断裂，如损伤时间短，可直接缝合肌腱断端。肌腱有缺损，需行肌腱移植或移位术。小指、示指固有伸肌腱常作为动力腱移位之用。多条肌腱的缺损采用趾长伸肌腱或异体肌腱移植。

4）Ⅳ区损伤 此区肌腱损伤，近端回缩较多，常需行肌腱移植。如腕背韧带妨碍肌腱缝合，可将缝合点置于鞘管的远、近端，必要时可部分切除鞘管。鞘管已塌陷、破损，可将移植肌腱置于皮下。

数条肌腱断裂及缺损，不宜用移植肌腱修复每条肌断腱。可将中、环、小指为一组，近端与动力肌腱用一条移植肌腱连接；拇、示指各用一条肌腱移植分别与动力腱缝接，以保障示、拇指动作的独立性。

5）Ⅴ区损伤 肌腱缺损较多或损伤肌肉已纤维化，可用肌腱移位，如用尺侧腕伸肌移位重建至小指伸肌腱功能。单一肌腱缺损，可将其远端编织到功能正常的伸肌腱上。

治疗原则：① 远侧指间关节的伸肌腱损伤 术后用石膏外固定或支具，将手指的远侧指间关节固定于伸直位4～6周。（近侧指间关节不在固定范围）；② 近侧指间关节的伸肌腱损伤 术后用石膏外固定或支具将近侧指间关节固定于伸直位4～6周。（掌指关节和远侧指间关节不在固定范围）；③ 掌指关节以上或手臂伸肌腱损伤 术后用石膏外固定或支具固定4～6周，腕关节背伸30°～45°，掌指关节0°位。（但近侧与远侧指间关节不在固定范围）。

6周后，待固定拆除后开始进行腕和手指的主动运动，及轻柔的腕关节和掌指关节的被动屈曲，渐进性加强和增加肌力的

293

训练以及主动抗阻背伸运动和掌指关节的被动屈曲。

(4)肌腱松解术前、术后的康复

肌腱损伤或手术后,经常反复发生肌腱粘连,带来程度不一的功能障碍,常需做肌腱松解术,因此术前、术后的康复训练治疗是配合减少肌腱粘连的有力措施。

1)术前康复 一定时间后的肌腱粘连,多伴有手指关节僵化,根据病情对僵硬的关节做被动活动和牵伸有关粘连肌腱,用手法推拿作用于粘连部位,可放松局部组织使僵硬部位得到改善,还可用中频(音频)电疗机和蜡疗配合软化粘连部位,进行一段时间康复治疗后,能使僵硬关节增加一定的活动范围,有助于松解手术,取得较好疗效。

2)术后康复 手术后24～48 h:去除石膏外固定,检查伤口可去除敷料(改用无菌清洁干包),并嘱患者自行开始做伸屈动作练习,应尽最大努力,使伸屈动作达到一定的程度,在活动过程中如局部肿胀,有渗液,疼痛等可采用理疗配合(如激光氦氖照射器等),患者由于上述症状会妨碍练习,此阶段最为重要,鼓励患者忍痛,坚持操练。

手术24 h后;在康复医技人员指导下练习手的伸屈每日5次,每次只伸屈2～3次即可。

手术48 h后;可用激光(氦氖照射器)每次20 min,再练习主动伸屈,康复医技人员可帮助做被动练习,每日2次,每次可伸屈15～20次,操作时可按住近节手指掌侧滑车处,可明显增加关节的活动范围。

3天后,康复医技人员的被动手法与患肢主动活动相结合,进行屈伸动作练习,二周后(拆线后),如发现有轻度粘连时,可在创伤处加中频电疗,对轻度粘连有改善作用。

(另可用动力型支具配合作伸屈动做加强肌力和关节活动度。)

（七）锤状指

锤状指是由于近侧指间关节远端，特别是远侧指间关节处伸肌腱损伤所致的手指末节屈曲畸形。它可能是伸肌腱的终末腱断裂、从止点撕脱或伴有撕脱性骨折。

1. 临床表现及诊断要点

表现为远侧指间关节屈曲，主动伸直不能而被动伸直正常；陈旧性损伤患者，其近侧指间关节可发生继发性过伸畸形。

由于常合伴末节指骨基底背侧的撕脱骨折，因此锤状指患者均需摄片检查。

2. 治疗原则

（1）对于新鲜损伤患者：

1）手术治疗　刀割伤所致的肌腱断裂，断端整齐，应一期缝合。缝合时应采取近侧指间关节屈曲，远侧指间关节过伸位，使断裂伸指肌腱断端靠拢，便于缝合。缝合后石膏或支具将伤指固定在上述位置，制动6周后去除此固定开始手指屈伸活动。

2）非手术治疗　闭合性损伤，如戳伤所致，腱断端不整齐，不宜切开行肌腱缝合。支具指托制动：有几种方法，常用如远侧指间关节伸直位支具固定，末节指端略背伸，制动6～8周，根据病情也可能时间更长；或将伤指近侧指间关节屈曲，远侧指间关节过伸，使断腱两端自行靠拢，制动6～8周。外固定采用手指管形石膏、制动或手指支具制动。闭合伸指肌腱损伤所致锤状指，伤后1周内仍可按新鲜损伤处理，时间越长，效果越不理想。

（2）对于陈旧性损伤患者

1）肌腱修复法远侧指间关节无损伤或创伤性关节炎，关节被动活动正常，仍可行伸肌腱止点重建术。

2）指间关节融合法适用于已有关节损伤或合并创伤性关节炎，或年龄偏大的患者。

（八）痛性神经瘤

痛性神经瘤又称截肢性神经瘤或外伤性神经瘤，是增生性的非肿瘤性肿块。肉眼观察，神经瘤是个灰白色结节，与损伤或切断的神经近端相连续。尽管所有的神经断端都会形成神经瘤，但产生不能忍受的疼痛的神经瘤仅约占10%。常发现用相同的处理方法，在同一个截指残端，一侧发生痛性神经瘤，而另一侧却无症状，且疼痛的发生与瘤体大小无关。

1. 临床表现及诊断要点

在以往有过损伤的部位或神经沿途中易受摩擦、挤压的部位或截肢（指）残端出现1个或几个疼痛性结节，触痛很明显，即可诊断为疼痛性神经病。

2. 治疗原则

（1）康复治疗 除局部按摩、浸浴、理疗等对症处理外，有用酒精、5%甲醛溶液、液态石炭酸作残端注射的，也有用血管钳碾锉残端或冷冻、电凝、烧灼残端。关键是预防疼痛性神经瘤的产生。在截肢（指）时用快刀将神经在远离断面的部位切断，使之回缩到正常的组织中，避免置于瘢痕组织内；或当神经断裂时，设法使两断端对合。

（2）手术治疗 一旦有痛性神经瘤形成就有手术切除指证。手术方式包括：神经断端肌肉或骨内植入法；神经断端套硅胶帽法；神经束膜结扎法；皮瓣覆盖神经残端法；自体神经嵌入移植法等。

（九）甲沟炎

指甲除游离缘外，其余三边均与皮肤皱裙相接，连接部形成沟状,称为甲沟。甲沟炎即在甲沟部位发生的感染,是甲周组织的一种常见感染。

1.临床表现及诊断要点

感染开始时一侧甲沟发生红肿、疼痛(常呈搏动性疼痛),短时间内可化脓。感染可扩散至指甲根部和对侧甲沟,形成指甲周围炎。严重时可扩散至甲下,形成甲下脓肿。此时疼痛加剧,肿胀明显,在指甲下方可见到黄白色脓液,指甲可飘起。如不及时处理,可发展成脓性指头炎,甚至引起指骨骨髓炎,也可变为慢性甲沟炎。

2.治疗原则

早期仅有红肿、疼痛而无脓肿形成时可以选择保守治疗,包括激光局部照射、新洁尔灭、酒精或碘伏浸泡;口服或者静脉使用抗生素。一旦脓肿形成即需要手术治疗。手术可根据病情选择单侧或双侧切开引流,原则是将脓肿充分引流,术中注意需放置引流条。术后需频繁换药,同时更换引流条。

(十)手部化脓性感染

手部化脓性感染是手外科最常见的疾患之一,如果不能早期做出诊断,给予及时正确处理,将造成手功能不同程度的丧失,严重者将危及患者的生命。大的开放性损伤一般不易被忽视,由于患者及时求医,早期得到正确的治疗,可以预防感染的发生。而那些手指或手其他部位上一些小的创伤,如刺伤、戳伤、擦皮伤等,常因重视不够,放任不管,未及时治疗而酿成严重的手部化脓性感染,破坏手部重要的组织结构,导致手功能严重丧失。因为在一些情况下,细菌通过这些微小创伤的皮肤进入皮下组织潜伏起来,并不立即引起感染,当该部位以后反复受到各种不同程度的创伤时,可诱发细菌感染突发扩散。

1. 临床表现及诊断要点

在诊治手部化脓性感染时，仔细采集病史，询问受伤机制，了解有无糖尿病、痛风、血液病等疾病，以及有无过度饮酒、药物滥用、药物过敏史和受伤时工作的环境是非常重要的。

检查时应注意手部深部间隙有无进行性炎症或化脓性感染。因为这些感染者若不及时用手术干预，可能会造成灾难性的后果。同时也应注意整个肢体有无淋巴管炎、淋巴结炎，体温是否升高，有无休克等。

正确诊治手部化脓性感染，必须认识手部的一些解剖学特征，了解炎症经过何种途径向周围扩散。只有对这些解剖学结构熟悉，才能做出正确的诊断和治疗，采取正确的措施预防感染，同时对确定外科手术切开引流的部位和方向以避免损伤神经、血管、肌腱等重要组织是极其重要的。假如不知道手部解剖和炎症扩散的途径，轻率地切开引流，不但不能有效地排脓，而且会扩大炎症的范围，亦可造成不必要的副损伤。因此于外科医生必须了解与手部感染及扩散有关的一些解剖学特征。

手部掌面皮肤与背面皮肤结构差异较大。掌面皮肤质韧致密，角化层厚，弹性差；手背皮肤薄而松软，弹性好。因而手部掌侧的感染往往极易出现手背红肿。

手部化脓性感染的扩散，除经一般途径外，尚可沿手部的特殊解剖结构扩散。① 鱼际间隙、掌中间隙的感染，可沿蚓状肌管向背侧扩散，形成指蹼间隙感染。② 拇指化脓性腱鞘炎可致桡侧滑囊感染，小指化脓性腱鞘炎可致尺侧滑囊感染，而尺、桡侧滑囊又常常相通。其感染又可相互扩散。③ 示、中、环指的化脓性腱鞘炎可向近端破溃进入鱼际间隙和掌中间隙，引起感染。④ 手掌部的间隙和滑囊的感染、可经腕管向近端扩散到前臂掌侧间隙，造成前臂深层的感染。

2. 治疗原则

对手部化脓性感染应早期、及时处理，在感染的不同时期采取不同的治疗措施。一般而言，大多数手部化脓性感染必须通过手术治疗，而不能单纯依赖抗生素药物疗法，因而往往需要切开、引流和清创。抗生素治疗只是作为手术前、后的一种辅助治疗，但是如果感染能在起病后24～48 h做出诊断，或者感染早期表现为蜂窝织炎时，全身应用大剂量抗生素，辅以制动、抬高患肢、理疗如激光以及局部药物外敷，也许可以将感染完全控制，但如果超过这个时限或感染已化脓，单纯应用抗生素治愈几乎是不可能的。

参考文献

[1] Anastasopoulos D, Kimmig H, Mergner T, et al. Abnormalities of ocular motility in myotonic dystrophy. Brain, 1996, 119: 1923.

[2] Ashworth NL, Marshall SC, Classen DA. Anterior interosseous nerve syndrome presen-ting with pronator reres weakness: A case report. Muscle nerve, 1997, 20: 1591.

[3] Bara JW, Catalan MJ, Hallett M.et all. Abnormal somatosensory homunculus in dysto-nia of the hand. Ann neurol, 1998, 44: 828.

[4] Groves AM, Cheow H, Balan K, et al.16 — MDCT in the detection ofoccult wrist fractures: a comparison with skeletal scintigraphy. AJR. 2005. 184(5): 1470−1473.

[5] Tagliafico A, Succio G, Emanuele NC, et al. MR imaging of the brachial plexus: comparison between 1.5 — T and 3 — T MR imaging: preliminary experience. Skeletal Radi 01. 2011. 40(6): 717−724.

[6] Takahara T, Hendrikse J, Yamashita T, et al. Diffusion — weighted MR neurography of the brachial plexus: feasibility study. [J] Radiology, 2008, 249(2): 653−660.

[7] Yerbeeten KM, Hermann KL, HasselqvistM, et al. The advantages of MRI in the deteeton of occult hip fractures. Eur Radiol, 2005, 15(1): 165−168.

[8] Zhao L, Wang G, Yang L, et al. Diffusion-weighted MR neurography of extremity nerves with unidirectional motion-probing gradients at 3T: feasibility study. AJR, 2013, 200(5): 1106−1114.

[9] 丁建林,易旦冰,陈晓亮,等.64层CT及MRI诊断隐匿性骨折的临床价值中国医学影像学杂志,2009,17(1): 12-15.

[10] 王亦璁.骨与关节损伤.第3版.北京: 人民卫生出版社,2001.

［11］ 王金锐，刘吉斌.肌肉骨骼系统超声影像学.科学技术文献出版社，2007，143.

［12］ 王姗姗，陈立光，王光彬，等.MR扩散加权神经成像显示腕掌部正中神经和尺神经及其分支的价值.中华放射学杂志，2014，48（8）：686—689.

［13］ 天津医院骨科.临床骨科学（一）创伤.北京：人民卫生出版社，1973.

［14］ 中华医学会手外科分会.上肢不可逆周围神经损伤的功能重建、上肢与手功能评定标准.中华医学会手外科分会，2004.

［15］ 卢祖能.实用肌电图.北京：人民出版社，2000.

［16］ 付乃奇，周宏宇，郑卓肇，等.臂丛节后神经的三维快速自旋回波—短时反转恢复序列成像［J］.中华放射学杂志，2013，47（1）：68—72.

［17］ 过邦辅.临床骨科康复学.重庆：重庆出版社，1992.

［18］ 吕发金，罗天友，黄永火，等，隐性骨与软骨损伤的MRI诊断，实用放射学杂志，2007，23（9），1207—1209.

［19］ 朱盛修，宋守礼.周围神经损伤学.北京：人民军医出版社，2002.

［20］ 刘牧之.人体淋巴系统解剖图谱.北京：科学出版社，1982.

［21］ 汤晓芙.神经系统临床电生理学.北京：人民出版社，2000.

［22］ 李青峰、范存义、顾玉东.经皮电刺激促进周围神经再生的临床应用.中华显微外科杂志，1995，18（4）：253.

［23］ 励建安.临床运动疗法学.北京：华夏出版社，2005.

［24］ 沈丽英、顾玉东.术中肌电图-肌电图检测方法的临床应用.中华手外科杂志，1998，14（3）：189.

［25］ 沈丽英，顾玉东，成效敏.术中电生理检测在治疗周围神经损伤中的价值.中华手外科杂志，1993，34（1）：28.

［26］ 张安桢.中医骨伤科学.北京：人民卫生出版社，1988.

［27］ 张凯丽，徐建光.临床实用神经肌电图诊疗技术.上海：复旦大学出版社，2004.

［28］ 张铁良.骨科基本功.天津：天津科学技术出版社，2001.

［29］ 范振华.骨科康复学.上海：上海医科大学出版社,1999.

［30］ 卓大宏.临床骨科康复学.北京：华夏出版社,1990.

［31］ 周俊明、黄锦文、劳杰，等.临床实用手功能康复学.上海：世界图书出版公司,2012.

［32］ 胡永善.新编康复医学.上海：复旦大学出版社,2005.

［33］ 施杞.骨伤科学.北京：人民卫生出版社,2001.

［34］ 顾玉东、沈丽英.臂丛神经根支配功能的电生理研究.中华手外科杂志,1996,34(1):40.

［35］ 顾玉东.臂丛神经损伤与诊治.上海：复旦大学出版社,2001.

［36］ 殷秀珍、黄永嬉.现代康复医学诊疗手册.北京：北京医科大学、中国协和医科大学联合出版社,1995.

［37］ 郭子光、张子游.中医康复学.成都：四川科学技术出版社,1986.

［38］ 梁永辉.肩袖损伤的物理诊断和影像诊断与关节镜对照研究,2007［学位论文］.

［39］ 梁秉中、周俊明.实用骨科针灸推拿学.香港：香港中文大学中医中药研究所2003国际统一书号(ISBN):988-97232-1-2出版,2003.

［40］ 潘映福.临床电位诱发学.北京：人民出版社,1999.